Lynda AOUDIA

Ressonância magnética da mama

Lynda AOUDIA

Ressonância magnética da mama

ScienciaScripts

Cover image: www.ingimage.com

This book is a translation from the original published under ISBN 978-620-3-44483-4.

Publisher:
Sciencia Scripts
is a trademark of
Dodo Books Indian Ocean Ltd. and OmniScriptum S.R.L publishing group

120 High Road, East Finchley, London, N2 9ED, United Kingdom
Str. Armeneasca 28/1, office 1, Chisinau MD-2012, Republic of Moldova, Europe
Managing Directors: Ieva Konstantinova, Victoria Ursu
info@omniscriptum.com

Printed at: see last page
ISBN: 978-620-8-57055-2

Conteúdo

Prefácio 2
Introdução 3
CAPÍTULO 1 4
CAPÍTULO 2 8
CAPÍTULO 3 10
CAPÍTULO 4 21
CAPÍTULO 5 29
CAPÍTULO 6 91
CAPÍTULO 7 102
Referência 113

Prefácio

A RM mamária é atualmente uma parte essencial da avaliação da mama e é suficientemente sensível para detetar lesões mamárias mais pequenas do que 3 mm. Tornou-se o teste de rastreio preferido para as mulheres com elevado risco de cancro da mama.

O problema da RM mamária é que tem uma longa curva de aprendizagem, é um método complexo, tem muitas armadilhas e requer experiência.

O objetivo deste livro didático é explicar e descrever os vários sinais morfológicos e cinéticos das lesões mamárias na RM, a fim de tornar a nossa interpretação o mais exacta possível e reduzir os erros de diagnóstico.

O cumprimento das indicações, a otimização dos protocolos de aquisição e o conhecimento dos vários sinais semiológicos da RM mamária garantirão uma interpretação correta e minimizarão os erros de diagnóstico.

Ao longo do livro são utilizados diagramas consistentes e explícitos para descrever os sinais morfológicos e cinéticos das lesões mamárias:

- definição de sinal de ressonância magnética ;
- esquema demonstrativo ;
- exemplo: imagens de ressonância magnética e interpretação.

Este livro tem como objetivo esclarecer e acelerar a aplicação clínica da RM mamária, para que os médicos possam fazer o diagnóstico mais preciso e fiável.

Professora Lynda AOUDIA

Introdução

A imagiologia mamária começou com a mamografia, que pode detetar cancros com uma sensibilidade de 70-90% em mulheres com mais de 50 anos [1,6]. A mamografia tem uma boa resolução espacial e uma alta resolução de contraste, o que lhe permite detetar certas anomalias, como as microcalcificações. No entanto, a sua sensibilidade é muito inferior em doentes com mamas densas, variando entre 30% e 48% consoante as séries [7, 8]. A ecografia é um exame muito útil nos seios densos, para detetar e caraterizar as lesões isodensas do tecido glandular na mamografia. O tecido glandular é mais hiperecóico do que a gordura, e as lesões cancerosas são mais fáceis de ver, uma vez que são normalmente hipoecóicas. A ecografia também pode distinguir entre quistos benignos simples e massas sólidas. No entanto, a ecografia não consegue visualizar de forma fiável as microcalcificações. O Doppler a cores detecta a vascularização intratumoral. Pode identificar se as lesões hipoecogénicas são quísticas ou sólidas. A presença de vascularização no interior da porção ecogénica permite distinguir uma lesão tecidular de detritos intracísticos. O Doppler, por outro lado, permite apenas um estudo limitado da vascularização do tumor. De acordo com os trabalhos de Folkman, a angiogénese tumoral desempenha um papel fundamental no crescimento do cancro [9, 10]. A deteção da neoangiogénese é um indicador muito sensível da presença de um tumor.

A RM (Ressonância Magnética) da mama é cada vez mais utilizada na avaliação da mama. A RM é uma técnica não invasiva e não irradiante que permite detetar lesões com microcirculação anormalmente desenvolvida em comparação com o tecido adjacente, o que lhe confere uma sensibilidade muito elevada, que varia entre 85% e 100% [11-14]. As diferenças microcirculatórias são detectadas comparando o realce das lesões e do tecido fibroglandular adjacente após a injeção do meio de contraste. Esta diferença de realce corresponde a uma diferença na concentração do meio de contraste nas lesões em relação ao tecido mamário normal. No entanto, esta técnica gera um certo número de falsos positivos, devido ao número de lesões benignas que também apresentam uma microcirculação mais desenvolvida do que o tecido fibroglandular circundante, reduzindo assim a sua especificidade (65-80%) [1114]. O cumprimento das indicações, a otimização do protocolo de aquisição, o bom conhecimento dos vários sinais semiológicos da RM e a integração da sua interpretação na avaliação global da mama são as garantias do valor diagnóstico deste exame para a gestão da doente.

1. Indicações para a RM mamária

Há uma série de indicações para as quais se espera que a RM mamária acrescente valor diagnóstico. A RM mamária está atualmente validada para o rastreio do cancro da mama em mulheres com um risco genético muito elevado (mutações dos genes BRCA1 e 2, outras mutações genéticas) ou para o diagnóstico, frequentemente realizado como complemento da mamografia-ultrassonografia. Existem outras indicações, como a avaliação da extensão do cancro da mama, mamas densas ou lesões que são subtis na imagiologia convencional [15]. Este exame é recomendado nos seguintes casos

1.1. Rastreio de mulheres com elevado risco de cancro da mama

Várias mutações genéticas predispõem a um risco elevado de cancro da mama ou do ovário, tais como BRCA1, BRCA2, mutação do p53 (síndrome de Li-Fraumeni), PTEN (doença de Cowden) e STK11 (síndrome de Peutz-Jeghers). Nas mulheres com uma mutação BRCA1, o risco cumulativo absoluto ao longo da vida de desenvolver cancro da mama é superior a 80% [16]. De acordo com as recomendações europeias, a RMN de rastreio deve ser efectuada a partir dos 30 anos de idade. No entanto, em alguns casos, a RM de rastreio pode ser iniciada antes dos 30 anos: entre os 25 e os 29 anos de idade para as doentes com uma mutação BRCA1 ou BRCA2; a partir dos 20 anos de idade para as doentes com uma mutação p53. A sensibilidade da RM para detetar o cancro da mama nesta população de risco foi de 71% a 100%, dependendo da série, em comparação com 13% a 40% para a mamografia [17-24]. A diferença de sensibilidade entre a RM e a mamografia pode ser explicada pela menor sensibilidade da mamografia em mamas densas [25]. Com base nestes resultados, foi considerado o rastreio por RM em mulheres com elevado risco de cancro da mama. Esta técnica permite detetar os cancros numa fase precoce e reduzir o risco de disseminação dos gânglios linfáticos. Alguns estudos referiram que 19% das doentes rastreadas por RM tinham envolvimento dos gânglios linfáticos, em comparação com 50% das doentes não rastreadas por RM [26, 27].

1.2. Caracterização de anomalias ambíguas na imagiologia convencional quando a biopsia não é possível

A RM é cada vez mais prescrita para tentar caraterizar as imagens que são ambíguas na imagiologia convencional. No entanto, é preferível efetuar uma biópsia para as lesões acessíveis e classificadas como BIRADS 4 ou 5. A RM pode ser indicada nos seguintes casos: imagem subtil não biopsável na mamografia e não visível na ecografia, imagem mamográfica suspeita visível numa única incidência, assimetrias focais de densidade, massas múltiplas suspeitas na ecografia, diagnóstico diferencial de um quisto complicado [11].

1.3. Procura de um cancro primário oculto num estudo de metástases

Em doentes com metástases nos gânglios linfáticos axilares ou metástases sugestivas de cancro da mama primário, estas representam 1% dos cancros da mama [28, 29]. A RM pode detetar cancro primário oculto em 61% das doentes [30-32]. A RM está indicada em doentes com suspeita de metástases mamárias que tenham tido um exame clínico e imagiologia convencional negativos.

1.4. Cancro da mama inflamatório

O risco de mastite carcinomatosa é menor do que o de mastite inflamatória ou infecciosa. A RM mamária está indicada se os sintomas inflamatórios persistirem após tratamento médico adequado (anti-inflamatórios ± antibióticos) durante 15 dias. O objetivo da RM é diferenciar a mastite carcinomatosa, procurando a presença de uma massa, localizada posteriormente, com realce suspeito.

1.5. Avaliação da extensão local do cancro da mama

A estratégia terapêutica do cancro da mama baseia-se na avaliação mais exacta possível da sua localização, dimensão (particularmente em mamas densas, carcinoma lobular infiltrante e carcinoma ductal in situ) e extensão. A vantagem reconhecida da RM é que permite uma avaliação mais fiável da extensão pré-terapêutica do cancro da mama do que a mamografia e a ecografia [33, 34]. A RM é melhor na avaliação da dimensão do cancro e da disseminação local. É também mais eficaz na deteção de multifocalidade (mesmo quadrante), multicentricidade (quadrantes diferentes) ou bilateralidade. A RM pode também ser utilizada para avaliar a extensão cutaneomuscular.

Até à data, nenhum estudo avaliou realmente o impacto da avaliação da extensão da RM mamária na sobrevivência. Além disso, a RM mamária pré-operatória sistemática não reduz a taxa de repetição da cirurgia. Por conseguinte, alguns estudos referiram que a RM mamária sistemática como parte da avaliação pré-operatória da extensão do cancro da mama não é atualmente recomendada [35, 36].

A RMN não deve atrasar o tratamento (o atraso antes do tratamento não deve exceder um mês).

1.6. Avaliação da resposta à quimioterapia neoadjuvante

A quimioterapia neoadjuvante está normalmente indicada em duas situações clínicas:

- cancros da mama inoperáveis no momento do diagnóstico inicial ;
- cancros da mama operáveis (estádios IIa, IIb, IIIa) para os quais a cirurgia conservadora não é imediatamente acessível.

Deve ser efectuada uma RM inicial como referência antes da quimioterapia, para permitir uma avaliação inicial da extensão, especificando o número de lesões, quer sejam únicas ou múltiplas, e avaliando a extensão cutânea e muscular.

A RM intermédia após o segundo ciclo de quimioterapia neoadjuvante (C2) é utilizada para detetar os doentes que não respondem ao tratamento, de modo a que este possa ser alterado [37]. A RM em C2 também pode ser utilizada para detetar doentes que responderam ao tratamento e que necessitam de um clipe colocado no tumor residual para visualizar o leito tumoral durante o posicionamento pré-operatório.

A RM de fim de tratamento é efectuada nas duas semanas seguintes ao fim da quimioterapia e na semana anterior à cirurgia. Esta RM mamária é utilizada para orientar o procedimento cirúrgico, avaliando o volume tumoral residual, diferenciando entre fusão tumoral concêntrica após quimioterapia (possível lumpectomia) e fusão tumoral em múltiplos focos (mastectomia), e detectando resposta insuficiente para tratamento conservador (lesão

- 3 cm após a quimioterapia). Vários estudos avaliaram o volume do tumor após a quimioterapia utilizando a RM mamária e referiram que a RM é claramente superior ao exame clínico, à mamografia e à ecografia [38-42].

1.7. Recidiva do cancro da mama tratado

O risco de recorrência após tratamento conservador é de cerca de 0,5% por ano e aproximadamente 5% aos 15 anos [43, 44]. A maioria das recorrências é detectada por imagiologia convencional e confirmada histologicamente por biopsia.

No entanto, a análise do local da cirurgia é por vezes difícil com a imagiologia convencional. A RM tem uma sensibilidade elevada, estimada entre 90% e 100% para a deteção de recidiva local [45-47].

1.8. Monitorização de próteses com silicone

A colocação de uma prótese mamária para fins estéticos ou em caso de reconstrução após uma cirurgia de cancro da mama. A maioria dos implantes mamários são feitos apenas de silicone (implante de lúmen único) ou são combinados com soro fisiológico (implante de duplo lúmen). É importante conhecer o tipo de implante para que o radiologista possa otimizar o protocolo de RM mamária. O risco de rutura das próteses de última geração é de cerca de 5% aos cinco anos [48-50]. A RM é o exame mais eficaz para avaliar a integridade da prótese em comparação com a mamografia e a ecografia [51]. A RM também pode revelar rupturas intra e extracapsulares e avaliar a extensão da fuga de silicone na mama.

A RM mamária é altamente sensível para detetar a recorrência de tumores em próteses mamárias [51].

1.9. Corrimento mamário

No caso de corrimento mamário unipore, é necessário efetuar uma imagiologia convencional e uma análise citológica do corrimento, uma vez que este pode ser secundário a uma lesão maligna ou de alto risco. A RM seria útil para ajudar a identificar uma lesão intraductal, especialmente se esta for distal e difícil de identificar na galactografia.

1.10. Cancro da mama masculino

O cancro da mama masculino é raro, correspondendo a 1% dos cancros da mama [52]. A RMN seria útil para avaliar a extensão do tumor ao músculo peitoral [53]. A RM mamária também pode ser indicada para o rastreio de homens com uma mutação genética BRCA 2 comprovada após consulta multidisciplinar e para monitorizar a eficácia da quimioterapia neoadjuvante.

2. Contra-indicações da ressonância magnética

Antes de se submeter a uma ressonância magnética, há uma série de contra-indicações a ter em conta:

2.1. Contra-indicações absolutas

As contra-indicações absolutas devem ser sempre respeitadas, sem a mínima exceção.

A presença no corpo do doente de qualquer metal suscetível de se mover sob o efeito do campo magnético da RM pode constituir uma contraindicação absoluta e um verdadeiro perigo para a RM.

- Doente com pacemaker.
- Válvulas cardíacas da velha geração.
- Clips cirúrgicos vasculares ferromagnéticos de antiga geração para o tratamento de aneurismas endocranianos.
- Neurosimuladores, implantes cocleares, dispositivos de injeção automatizados, como bombas de insulina, e, de um modo mais geral, qualquer equipamento médico eletrónico não amovível.
- Corpo estranho metálico ocular: neste caso, é necessário efetuar uma radiografia de acompanhamento para determinar se se trata de uma contraindicação absoluta ou relativa.

2.2. Contra-indicações relativas

Diz-se que as contra-indicações são relativas quando é possível, em determinadas condições.

Em todos estes casos, o radiologista avalia a relação benefício/risco da RM.

2.2.1. Contraindicação relativa relacionada com o dispositivo

- Para os doentes claustrofóbicos, a RM em campo aberto é por vezes uma solução.

2.2.2. Contra-indicações relativas ligadas ao campo magnético

- Vários implantes metálicos: depende da posição do corpo estranho em relação à área examinada por imagiologia médica.
- Adesivo transdérmico com risco de queimadura local.
- Stent: após a colocação de um stent, é preferível esperar 8 a 12 semanas para evitar riscos de ressonância magnética. Após este período, o stent está integrado no tecido, pelo que não representa qualquer risco para o doente. A RM pode

normalmente ser efectuada apesar da presença de um stent cardíaco.

- Gravidez: de acordo com o princípio da precaução, a RM deve ser evitada durante os primeiros 4 meses de gravidez. Se o exame não puder esperar até depois do parto, o radiologista avaliará a relação benefício/risco.

3. Técnica de ressonância magnética da mama

3.1. Equipamento

3.1.1. Campo magnético

A intensidade do campo magnético afecta o tempo de aquisição e a qualidade da imagem. Quanto maior for a intensidade do campo magnético, melhor será a resolução da imagem e mais curtas serão as sequências. A maioria das equipas trabalha com campos magnéticos de 1,5 tesla (T).

3.1.2. Antenas

A RM da mama deve ser efectuada utilizando antenas dedicadas à mama que seguem a forma da mama (fig. 1). O uso de imagens paralelas melhora o desempenho dessas antenas, aumentando a área coberta, a uniformidade do sinal e a resolução temporal e espacial [15]. As mamas devem ser bem posicionadas na antena, com o mamilo no zénite, integrando toda a mama na antena e evitando dobras (fig. 2).

O peito não deve ser demasiado comprimido. A compressão é utilizada para apoiar as mamas e evitar que se movam na antena. A compressão excessiva da mama pode reduzir falsamente o tamanho das lesões e, assim, alterar a classificação TNM [54]. A compressão pode também reduzir a amplitude do realce e modificar a curva de realce (fig. 3).

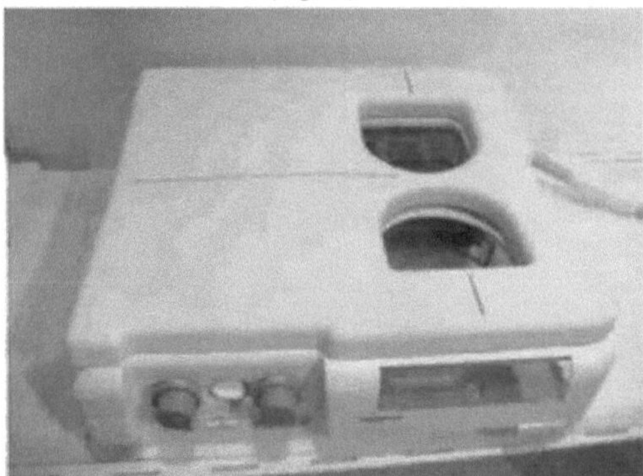

Fig. 1. Antena de peito.

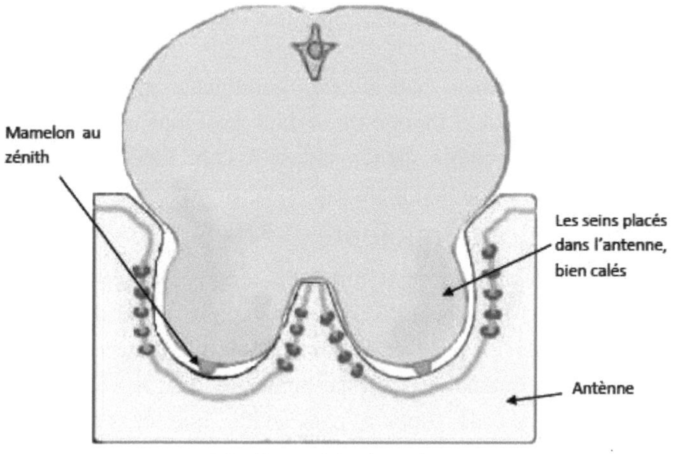

Mamilo no zénite de Antènne
Os seios colocados na antena, bem apoiados
Fig. 2 Posição dos seios na parte anterior.

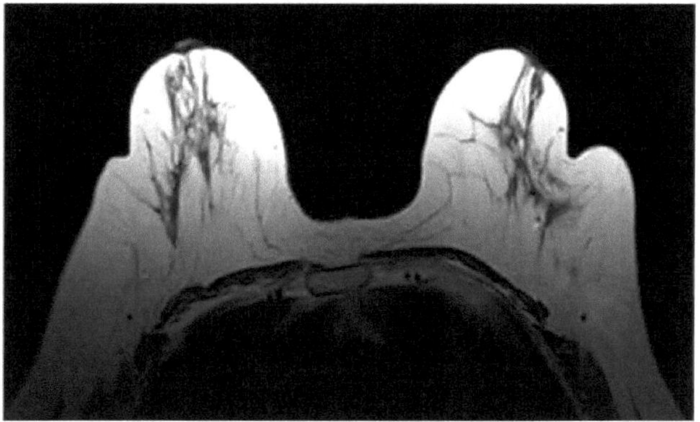

Fig. 3: Defeito de compressão. Sequência ponderada em T2

3.2. Hora do exame

O momento do exame é essencial para uma melhor interpretação da RM mamária. A segunda parte do ciclo deve ser evitada, quando o realce glandular fisiológico é mais marcado. É mínimo na segunda semana do ciclo menstrual em doentes com atividade genital. Fora deste período, pode haver contraste difuso inespecífico, mas também contraste focal, o que pode levar a erros de interpretação (fig. 4). O realce glandular é aumentado pela terapêutica hormonal de substituição nas mulheres pós-menopáusicas, sendo que até 50% das mulheres apresentam realce inespecífico. Uma paragem de 3 meses em caso de exame não interpretável em mulheres pós-menopáusicas.

Para a RM pós-operatória, deve ser observado um atraso mínimo de um mês, a fim de limitar o realce secundário a fenómenos inflamatórios; o momento ideal para realizar a RM da mama é de, pelo menos, seis meses após o fim do tratamento [55-57].

As microbiópsias percutâneas não afectam geralmente a interpretação da RM com contraste. No entanto, a topografia, a data das biopsias e os resultados, se disponíveis, devem ser sempre mencionados. A contraceção oral também não tem impacto na utilização da RM mamária.

3.3. Acomodação do paciente

Coloca-se um acesso venoso com um tubo longo. De seguida, a doente é colocada em posição de procúbito, com os braços sobre a cabeça, o mais confortavelmente possível, para assegurar a imobilidade necessária ao exame. Os seios colocados na antena devem estar bem apoiados; se necessário, pode ser utilizada uma almofada de espuma para evitar que os seios pequenos se desloquem na antena (fig. 5).

3.4. Injeção de meio de contraste

A RM mamária destaca a neoangiogénese intratumoral através da injeção de contraste, permitindo a deteção de lesões [11]. O agente de contraste utilizado é o quelato de gadolínio. A dose injectada 0,1 mmol/kg de peso corporal. A velocidade de injeção deve ser de 2 a 3 ml por segundo. A injeção do produto de contraste é seguida de uma injeção de 20 ml de soro fisiológico à mesma velocidade para evitar a estagnação do produto de contraste na tubagem.

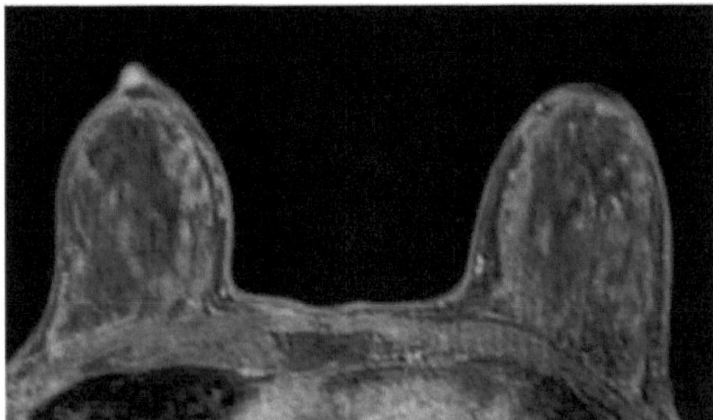

Fig. 4: Realce glandular fisiológico. Sequência subtraída injectada

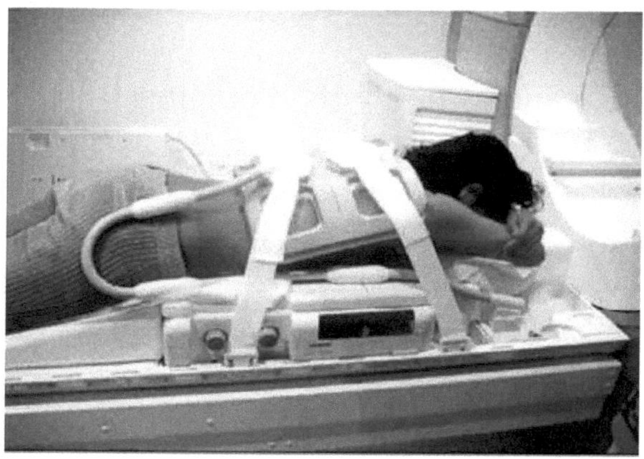

Fig. 5: O doente instala-se.

3.5. Protocolos de ressonância magnética da mama

3.5.1. Plano de aquisição

Os campos de visão devem ser suficientemente amplos para analisar ambas as mamas, ambas as placas mamilo-areolares (PNA), as cavidades axilares e a parede torácica [11, 58].

A aquisição no plano axial é a mais frequentemente utilizada. Este plano de aquisição permite efetuar sequências dinâmicas das mamas em 1 minuto. As vantagens do plano axial são a possibilidade de analisar comparativamente a totalidade de ambas as mamas, o que facilita a deteção de contraste anormal, e permite também a análise do MAP, das fossas axilares e da parede torácica [58].

Os artefactos cardiorrespiratórios degradam a qualidade das aquisições. A codificação de fase da direita para a esquerda em vez de ântero-posterior reduz estes artefactos.

A aquisição no plano sagital permite reduzir o campo de visão. Isto melhora a resolução da imagem e a qualidade das técnicas de supressão de gordura [11]. Finalmente, a aquisição no plano sagital permite também uma melhor análise do realce glandular fisiológico, o que facilita o estudo anatómico. No entanto, o estudo de ambas as mamas com os sulcos axilares requer um grande número de cortes, o que prolonga o tempo de exame [58].

A aquisição coronal reduz os artefactos cardíacos. No entanto, este plano é frequentemente degradado por artefactos respiratórios e de fluxo. Este plano de aquisição também requer um grande número de cortes para poder analisar toda a mama, desde a parede torácica até ao PAM [58].

3.5.2. Espessura de corte

A espessura do corte deve ser fina, inferior ou igual a 3 mm, com um tamanho de pixel e de voxel inferior a 1 mm. Isto permitir-nos-á efetuar reconstruções multiplanares.

3.5.3. Sequências de RMN da mama

3.5.3.1 Sequências morfológicas

No passado, as sequências ponderadas em T2 e T1 sem injeção na RM mamária não eram consideradas muito úteis devido ao seu fraco valor diagnóstico. Desde então, muitos autores têm demonstrado o valor da utilização de sequências morfológicas.

As sequências ponderadas em T2 podem ser utilizadas para detetar lesões quísticas, cuja presença indica realce benigno, quer se trate de realce anular nos quistos inflamatórios ou de realce sem massa na mastopatia fibrocística (figs. 6 e 7).

As sequências ponderadas em T2 com saturação de gordura são muito úteis no caso de corrimento mamilar, possibilitando a criação de imagens indirectas de galactografia por RM e melhorando também a deteção de pequenos cancros (fig. 8).

As sequências ponderadas em T1 sem saturação de gordura são úteis para detetar a presença de um componente gordo numa lesão, que é um fator importante a favor da benignidade (fig. 9). Estas sequências são também úteis para confirmar a posição correta dos marcadores metálicos no local da biopsia [59] (fig. 10).

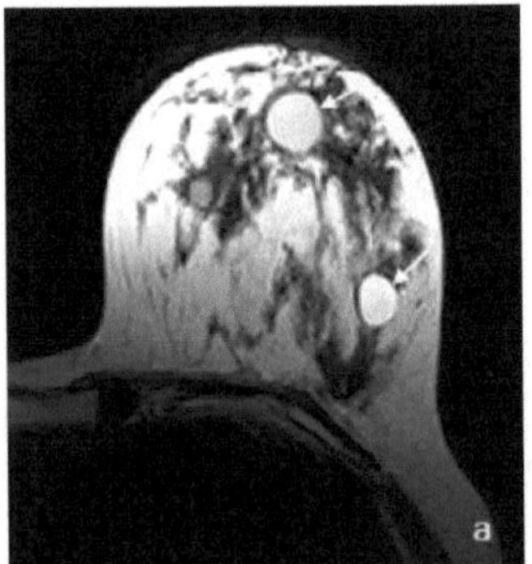

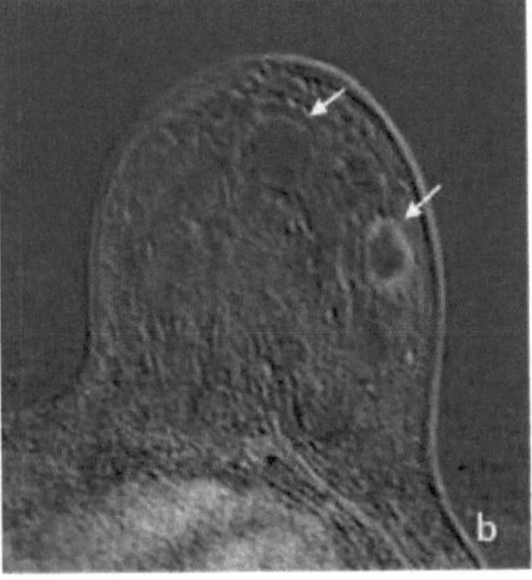

Fig. 6 Quistos inflamatórios. (a) Sequência T2, (b) sequência de subtração injectada.

Lesões redondas com hipersinal em T2 e realce anelar após injeção de meio de contraste (setas).

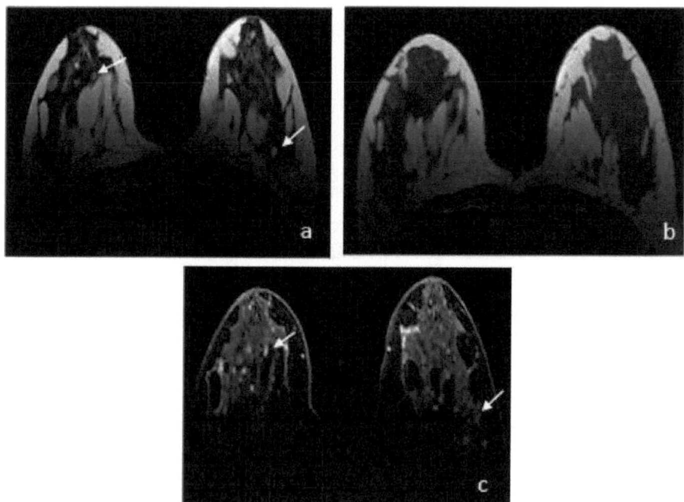

Fig. 7: Mastopatia fibrocística (a) Sequência T2, (b) sequência T1, (c) Sequência T1 Fat Sat após injeção de meio de contraste. Múltiplos microcistos em T2 com hipersinal, T1 com hipossinal e múltiplos realces não massivos após injeção de meio de contraste (setas).

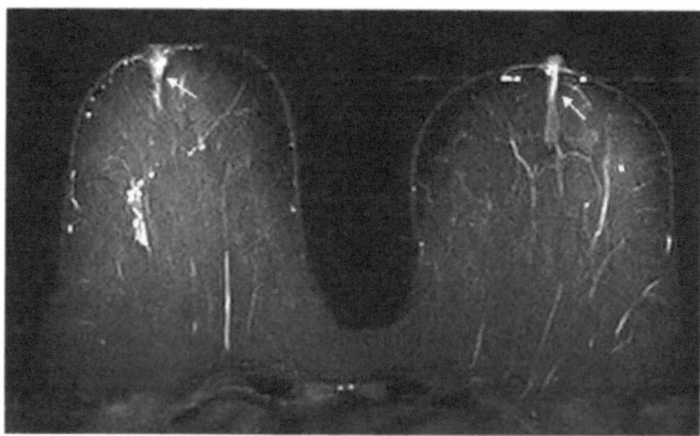

Fig. 8. Ectasia ductal. Hipersinal intracanal nas sequências T2 com supressão de gordura (setas).

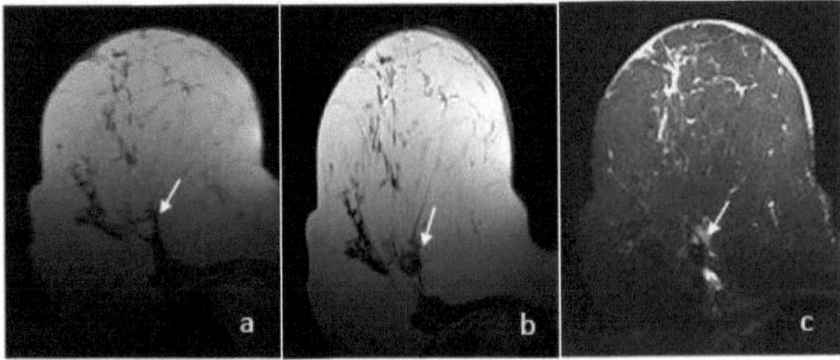

Fig. 9 Citosteatonecrose (a) sequência T1, (b) sequência T2, (c) sequência T2 Fat Sat. A lesão apresenta hipersinal em T1, hipersinal em T2 e hipossinal na sequência T2 com supressão de gordura (setas).

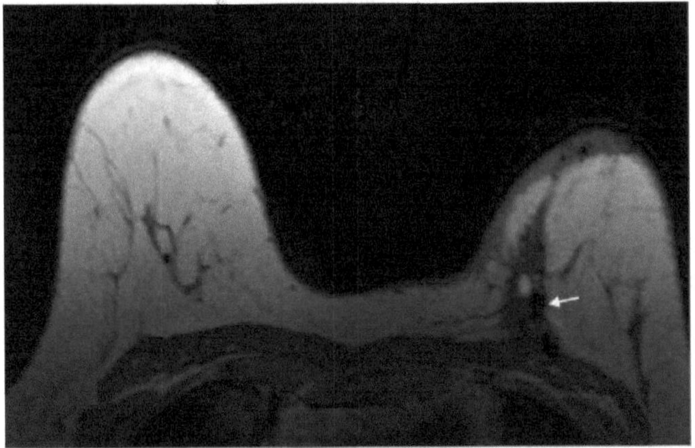

Fig. 10: Posição do marcador metálico na sequência T1 (seta).

3.5.3.2 Sequências dinâmicas

A análise dinâmica permite distinguir a angiogénese anormal suspeita das diferentes cinéticas de realce. Sequências T1 gradiente-eco após injeção de quelato de gadolínio (fig. 11).

Aquisição 2D ou 3D?

Em comparação com as sequências 2D, as sequências 3D fornecem cortes mais finos com uma melhor relação sinal/ruído [11]. No entanto, como a aquisição 3D é realizada sem supressão de gordura, é aconselhável utilizar sequências 2D para reduzir os artefactos de codificação de fase que se estendem em todas as três direcções nas sequências 3D, mascarando os contornos e dificultando a deteção destes artefactos nas sequências de subtração.

A sequência 3D permite analisar a lesão em volume (medição nos 3 planos, distância da placa mamilo-areolar e do plano profundo peitoral) (fig.12).

3.5.3.3 Sequências complementares

o Distribuição

O princípio da imagiologia por difusão consiste em quantificar o movimento das moléculas de água nos tecidos. Os objectivos das sequências de difusão são otimizar a deteção de pequenas lesões e melhorar a caraterização de lesões benignas e malignas. A difusão por RM pode também ser utilizada para avaliar a resposta à quimioterapia neoadjuvante. Um aumento de mais de 10% nos coeficientes ADC no final do primeiro ciclo de quimioterapia indica uma diminuição da densidade celular e é, por conseguinte, preditivo da resposta ao tratamento [60, 61].

o Espectroscopia de ressonância magnética

A espetroscopia é uma técnica de imagiologia molecular. O seu princípio é detetar um pico anormal de colina em tumores malignos (ressonância a 3,2 ppm) [62]. Bartella et al. referiram que a adição da espetroscopia ao protocolo padrão melhorou o VPP das biopsias de 35% para 82% (p<0,01) e permitiu evitar a biopsia em 57% das lesões [63]. Além disso, vários estudos mostraram que esta sequência pode demonstrar uma resposta precoce (às 24 horas) à quimioterapia neoadjuvante [64].

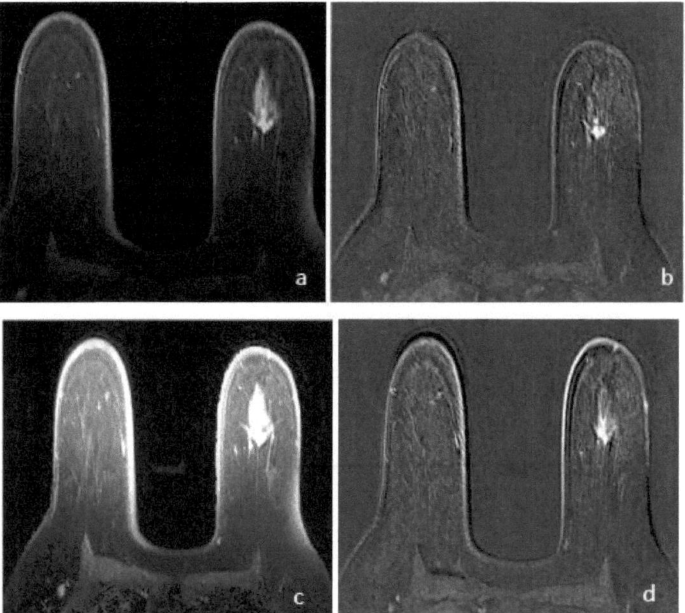

Fig. 11. Análise de realce de um tumor maligno na mama esquerda.

A análise dinâmica permitiu distinguir o tumor do resto do parênquima fibroglandular através da aquisição antes do segundo minuto em ponderação T1 tridimensional (3D) (a) e injeção T1 3D com subtração (b). Aos seis minutos, é difícil diferenciar o cancro do parênquima mamário nas sequências T1 3D injetado (c) e T1 3D injetado com subtração (d).

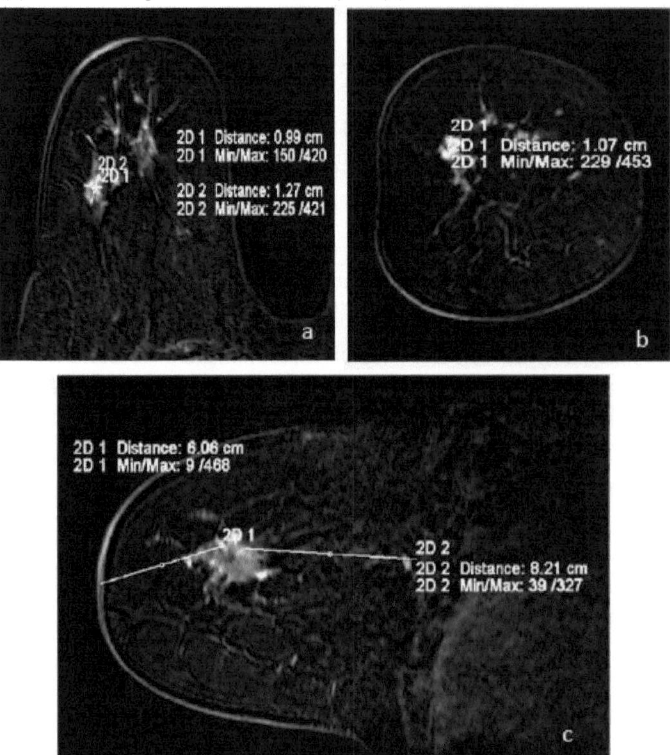

Fig. 12. Sequência ponderada em T1 3D injectada com subtração. Análise o volume da lesão (medido nos 3 planos (a + b), a distância da lesão à placa mamilo-areolar e ao plano peitoral profundo (c).

3.5.4. Protocolos específicos de acordo com as indicações clínicas

3.5.4.1. Implantes mamários

Como regra, o protocolo de aquisição de imagem deve incluir sequências ponderadas em T1 e T2 com supressão selectiva de silicone, que são frequentemente úteis para distinguir fugas de silicone de derrame de fluido periprotético [página 374]. Uma sequência Turbo Spin Echo T2 (TSE T2) com supressão selectiva da água é utilizada para procurar rutura intracapsular e uma sequência STIR com supressão do sinal da gordura e da água para detetar fugas de silicone no caso de rutura extracapsular [página 374] (fig. 13).

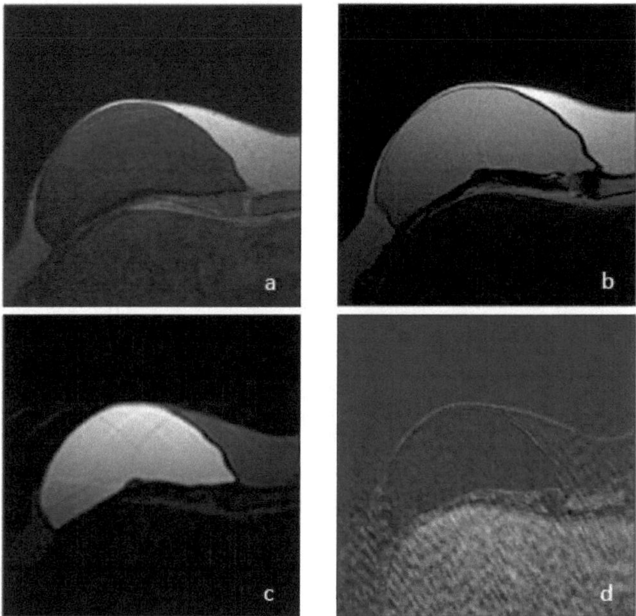

Fig. 13. Aspeto da prótese mamária nas diferentes sequências. Sequência ponderada em T1 (a), sequência ponderada em T2 (b), sequência STIR (c) e sequência de subtração injectada (d).

3.5.4.2. Corrimento mamário

Uma sequência ponderada em T2 com saturação de gordura pode ser utilizada para estudar os ductos lácteos. Estas sequências fornecem uma imagem indireta da galactografia, utilizando o contraste espontâneo dos ductos galactóforos dilatados, que aparecem em hipersinal T2 após saturação de gordura (fig. 14).

A ducto-RM direta consiste na opacificação do canal galactóforo patológico através da cateterização do poro através do qual é visualizado um fluxo. A opacificação é efectuada através da injeção de soro fisiológico e a análise é efectuada na sequência ponderada em T2 CISS (constructive interference in steady state), ou de quelato de gadolínio e a análise é efectuada nas sequências ponderadas em T1 com saturação de gordura. No entanto, esta técnica é raramente utilizada na prática atual devido às dificuldades de cateterização, que são semelhantes às da galactografia (taxa de insucesso de 10%).

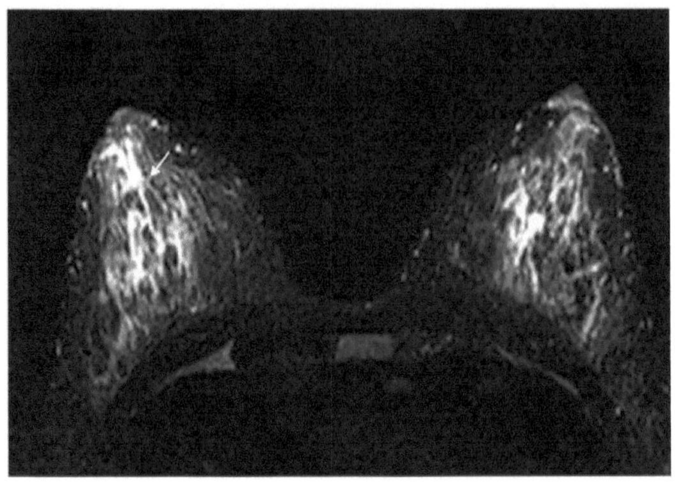

Fig. 14. Fluxo mamário. Sequência ponderada em T2 com saturação de gordura. Hipersinal intracanal retroareolar (seta).

4. Correlações anatomia-RM

A anatomia da mama pode ser muito bem demonstrada com a RM mamária. Permite avaliar as zonas profundas da mama, como os músculos profundos e a parede torácica. Certas estruturas, como os vasos e os gânglios linfáticos, são facilmente visíveis, especialmente após a injeção de meio de contraste. O conhecimento da anatomia normal da mama na RM é fundamental para a interpretação correta do exame.

4.1. Mamilo

O realce pelo contraste do mamilo está presente em 50% dos casos [3] e não deve ser considerado patológico na ausência de sinais clínicos sugestivos. Estes realces estendem-se por vezes à região retro-mamilar e a bilateralidade destas imagens confirma a sua normalidade (fig. 15).

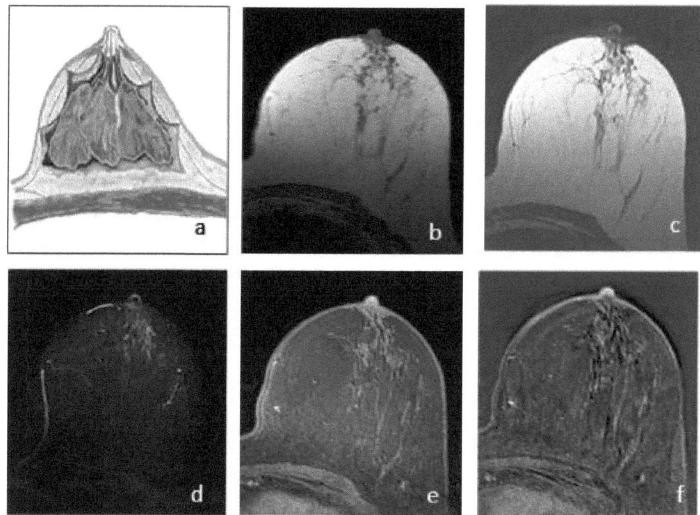

Fig. 15. Mamilo. Diagrama (seta) (a), sequência ponderada em T1 (b), sequência ponderada em T2 (c), sequência T2 Fat Sat (d), sequência T1 Fat Sat injectada (e) e sequência injectada subtraída (f).

4.2. Ductos galactóforos

Os ductos galactóforos não são espontaneamente visíveis, exceto no caso de ectasias galactóforas, que são visualizadas como estruturas ductais retroareolares que convergem para o mamilo, cujo sinal varia de acordo com o seu conteúdo (fig. 16).

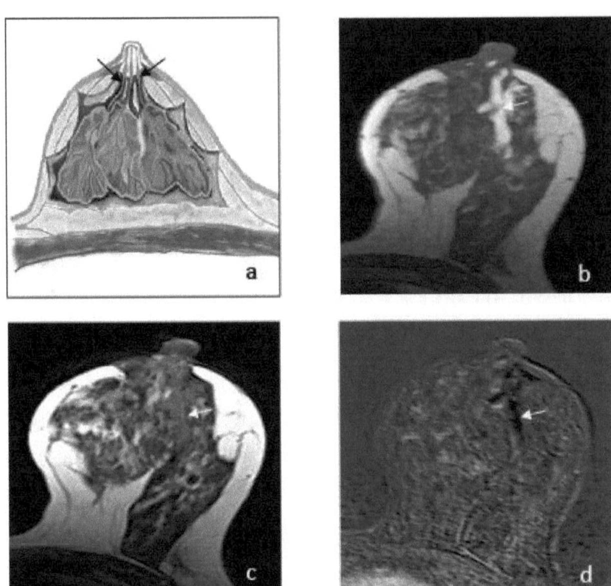

Fig. 16 Dilatação galactófora. Diagrama (setas) (a), sequência em Sequência ponderada em T1 (b), sequência ponderada em T2 (c) e sequência de subtração injectada (d). Ectasia ductal com conteúdo proteico em T1 hipersinal, T2 hipossinal, sem realce após injeção de meio de contraste (setas).

4.3. Tecido adiposo

O tecido adiposo aparece com hipersinal nas sequências ponderadas em T1 e T2, hipossinal em T2 TSE com supressão de gordura e sem realce após injeção intravenosa de meio de contraste (fig. 17). A gordura subcutânea é dividida pelos ligamentos suspensores da mama, conhecidos como ligamentos de Cooper, na extensão das cristas fibro-glandulares de Duret.

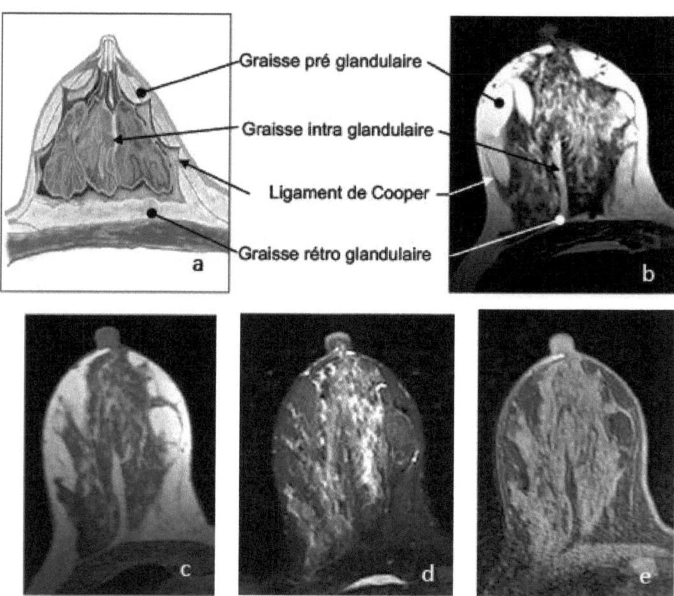

Ligamento de Cooper
Gordura pré-glandular Gordura intra-glandular
Gordura retro-glandular
Fig. 17. Tecido adiposo. Diagrama (a), sequência ponderada em T2 (b), sequência ponderada em T1 (c), sequência T2 Fat Sat (d) e sequência T1 Fat Sat injectada (e). Tecido adiposo em T2 e T1 com hipersinal, sem realce após injeção de meio de contraste.

4.4. Tecido fibro-glandular

O tecido fibro-glandular é um componente normal da mama. Pode ser avaliado em sequências ponderadas em T1 e T2 e deve ser quantificado de acordo com o léxico BIRADS em quatro categorias [65]: A. Mama gorda; B. Tecido fibro-glandular disperso; C. Tecido fibro-glandular heterogéneo; D. Tecido fibro-glandular denso (fig. 18).

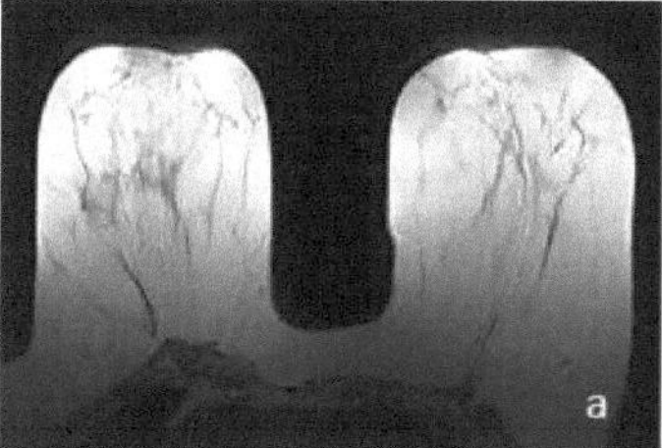

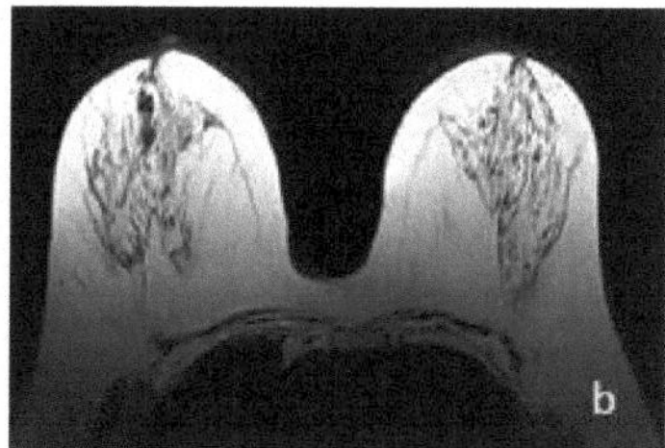

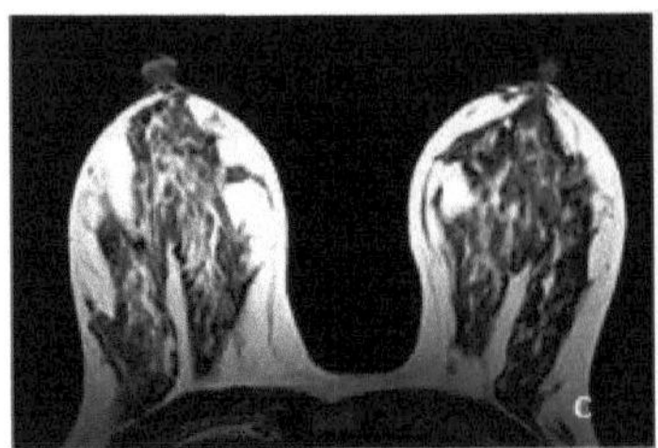

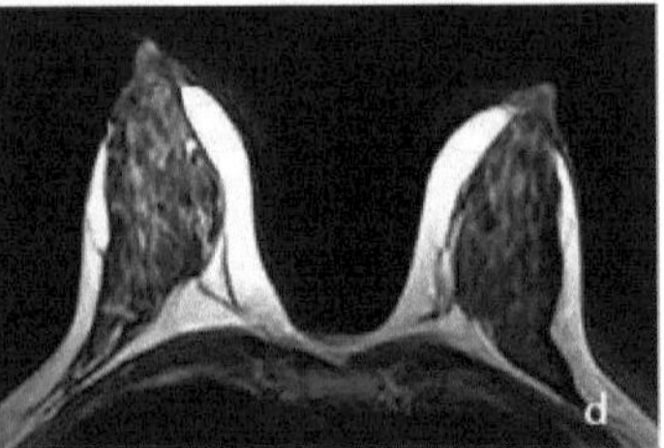

Fig. 18. Densidade da mama de acordo com a classificação ACR BI-RADS. Sequências ponderadas em T2: (a) mama gorda, tipo A; (b) tecido fibro-glandular esparso, tipo B; (c) tecido fibro-glandular heterogéneo, tipo C; (d) tecido fibro-glandular denso, tipo C: Tecido fibro-glandular heterogéneo, tipo C; (d): Tecido fibro-glandular denso, tipo D.

Nas sequências T1 com supressão de gordura e após injeção de quelato de gadolínio, o tecido fibro-glandular pode ser realçado. Este realce fisiológico pode ser descrito de acordo com o léxico BIRADS em quatro níveis: A. mínimo; B. ligeiro; C. moderado e D. marcado (fig. 19). O realce da matriz é avaliado 90 segundos após a injeção, no momento em que as lesões malignas são realçadas, para determinar se este realce da matriz pode estar a mascarar o cancro. Em geral, o realce da matriz é progressivo e pode espalhar-se por toda a mama. No entanto, é plausível observar um realce fibroglandular muito precoce, rápido e intenso. Qualquer que seja a fase do ciclo, o realce matricial é possível e pode persistir após a menopausa. O realce da matriz não está diretamente relacionado com a quantidade de tecido glandular. Uma paciente com mamas densas pode apresentar pouco ou nenhum realce da matriz. Por outro lado, uma paciente com tecido fibro-glandular esparso pode apresentar realce matricial acentuado. O nível de realce da matriz deve ser relatado no relatório.

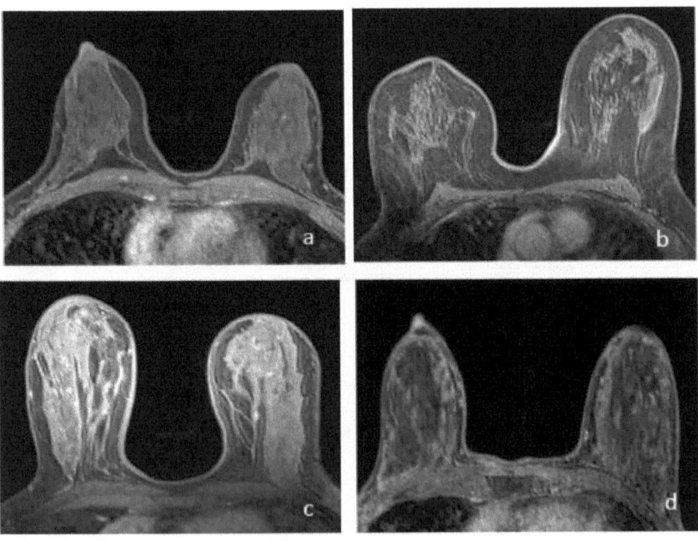

Fig. 19. Realce fisiológico do tecido mamário fibroglandular. Sequências T1 injectadas com supressão de gordura em quatro níveis de acordo com o léxico BIRADS: mínimo (a), ligeiro (b), moderado (c) e acentuado (d).

4.5. Músculos

Os músculos apresentam um sinal intermédio nas sequências morfológicas T1 e T2. Os músculos apresentam um fraco realce após a injeção do meio de contraste. Os cortes axiais e sagitais mostram claramente a interface adipomuscular posterior, revelando a sua integridade ou o seu envolvimento por cancros posteriores (fig. 20).

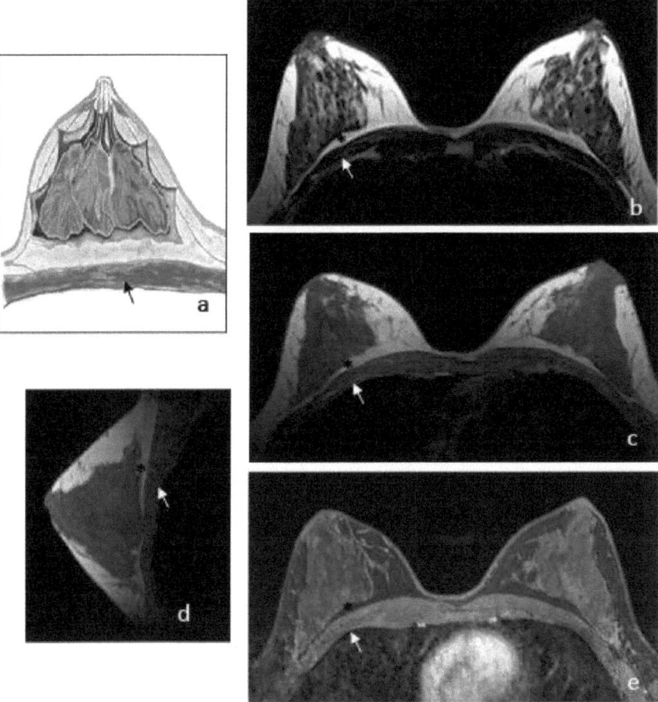

Fig. 20. Músculo peitoral. Esquema (a), sequência ponderada em T2 (b), sequência ponderada em T1, corte axial (c), corte sagital (d) e sequência nativa T1 injectada (e). O músculo peitoral apresenta sinal intermédio em T2 e T1, com ligeiro realce após a injeção do meio de contraste (seta). Interface adipomuscular posterior (asterisco).

4.6. Navios

A mama recebe o seu fluxo sanguíneo de várias fontes. A artéria torácica lateral provém da artéria axilar e alimenta o quadrante superior externo da mama, sendo responsável por cerca de 30% da vascularização da mama (fig. 21). Sessenta por cento da vascularização da mama provém da artéria mamária interna e dos seus ramos perfurantes, que irrigam a parte central e interna da mama (fig. 21). O restante suprimento vascular vem principalmente dos ramos das artérias intercostais. Os vasos são facilmente identificados e podem ser visíveis ao longo de parte do seu trajeto no corte, ou podem seguir o seu trajeto em vários cortes sucessivos. As imagens de projeção de intensidade máxima (MIP) também podem ajudar a confirmar a trajetória dos vasos (fig. 22).

O sinal espontâneo dos vasos, nomeadamente em T2, e o seu realce são variáveis. Estas variações estão ligadas à velocidade do fluxo no interior do vaso e à sua orientação em relação ao plano de corte.

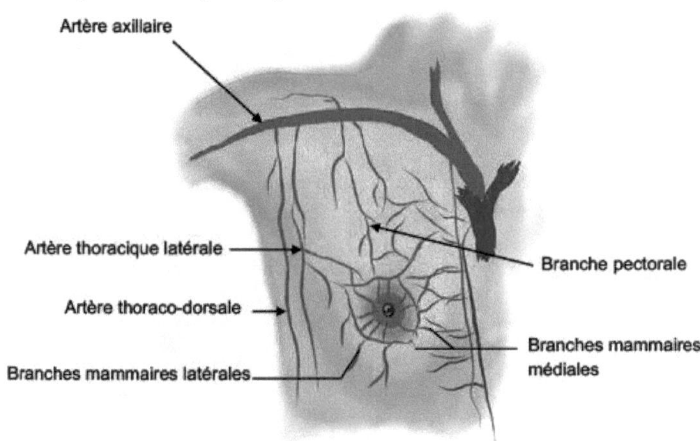

Artéria axilar
Artéria torácica lateral
Artéria toracodorsal
Ramos mamários mediais
Ramo peitoral
Ramos mamários laterais

Fig. 21. Vascularização da mama.

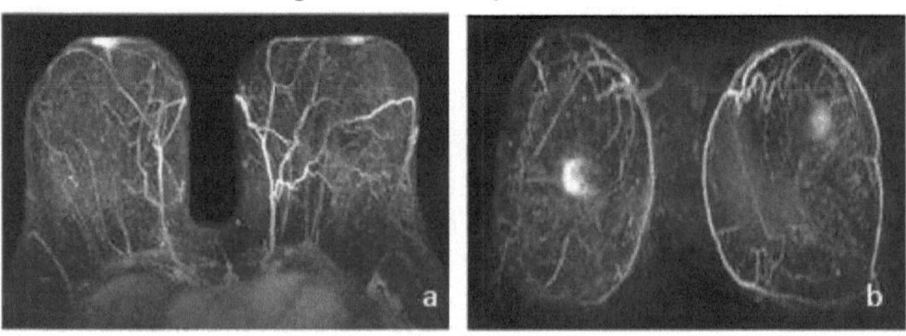

Fig. 22. Reconstrução por projeção de intensidade máxima (MIP). (a) secção axial, (b) secção coronal

4.7. Gânglios linfáticos

A drenagem linfática da mama é efectuada principalmente pelos troncos laterais e mediais que se estendem desde a aréola até à axila (97%), sendo a cadeia mamária interna responsável pelos restantes 3% [66]. Os gânglios linfáticos de

Berg de nível I estão localizados abaixo do músculo peitoral menor. Os gânglios linfáticos de nível II estão localizados atrás do músculo peitoral menor e os gânglios linfáticos de nível III estão localizados acima do músculo peitoral menor (fig. 23).

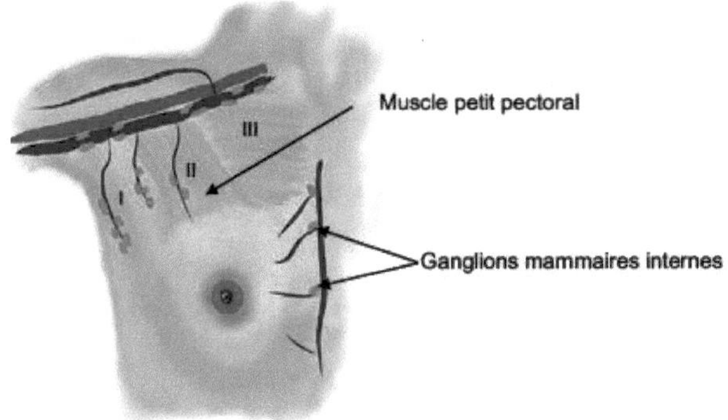

Pequeno músculo peitoral
Nódulos mamários internos

Fig. 23. Os três níveis dos gânglios linfáticos de Berg e os gânglios mamários internos.

Os nódulos são encontrados na maioria dos exames de RM. A sua topografia é geralmente atrás ou na extensão externa do músculo peitoral maior. Os gânglios linfáticos intramamários são facilmente diagnosticados pelo seu aspeto em forma de rim, com contornos nítidos e regulares, em T1 e T2 com hipersinal, e pelo seu hilo adiposo em T1 e T2 com hipersinal. O realce pelo contraste é geralmente precoce, rápido e moderado (fig. 24). No entanto, os gânglios linfáticos podem apresentar um dilema diagnóstico [67] quando os critérios morfológicos não são típicos. A curva dinâmica pode não ser fiável, mimetizando frequentemente lesões malignas. As imagens ponderadas em T2 com supressão de gordura podem ser úteis nestes casos, uma vez que a intensidade de sinal dos gânglios linfáticos é superior à do parênquima glandular normal.

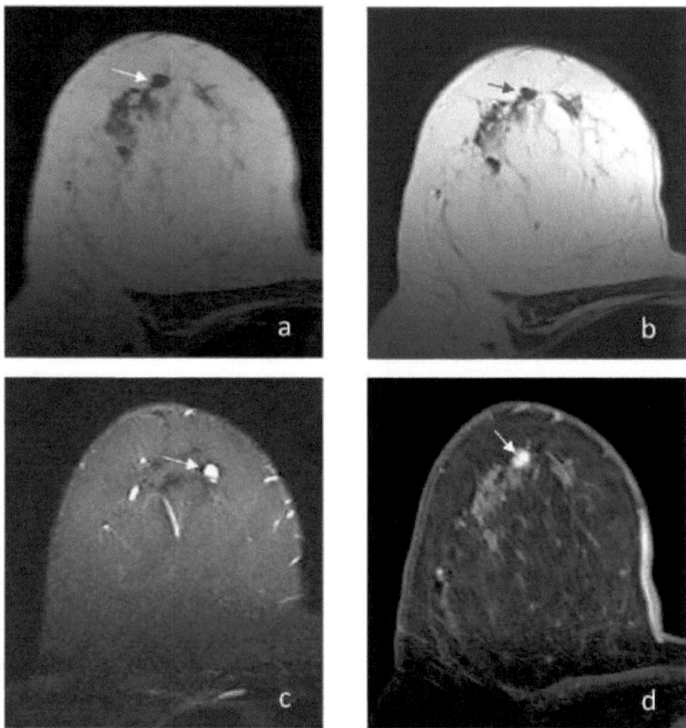

Fig. 24. Gânglio intramamário. Sequência ponderada em T1 (a), T2 (b), T2 Fat Sat (c) e T1 injetado (d). Gânglio intramamário reniforme, de contornos nítidos e regulares, com hipossinal em T1 e T2, hipersinal em T2 Fat Sat e realce após injeção de meio de contraste com hilo adiposo em T1 e T2 com hipersinal (setas).

5. Princípios de interpretação da RM mamária

Baseia-se no léxico ACR BI-RADS [65]. Inclui uma análise morfológica e uma análise dinâmica.

5.1. Análise morfológica

A análise morfológica é efectuada sobre a primeira série subtraída para que o realce glandular não interfira com a interpretação, sem esquecer a observação das sequências nativas de alta resolução que permitirão a melhor visualização dos contornos, da arquitetura interna e do realce interno. Comparar sempre com imagens T1 e T2 não injectadas.

5.1.1. Foco

Este realce mede menos de 5 mm e não aparece em sequências não injectadas (fig. 25). Devido ao seu pequeno tamanho, este realce não permite uma análise morfológica detalhada ou uma análise dinâmica. É normalmente secundário a uma patologia benigna, como mastopatia fibrocística focal, gânglio intramamário ou adenofibroma. O risco de malignidade destas lesões é baixo, cerca de 3% [68]. Os elementos a favor da natureza benigna dos focos são a sua natureza simétrica, associada a microcistos T2, e a ausência de sinais mamográficos ou ecográficos associados (fig. 26). O grau de suspeição aumenta no caso de uma lesão maligna vizinha ou aquando da exploração de uma mama de alto risco (fig. 27).

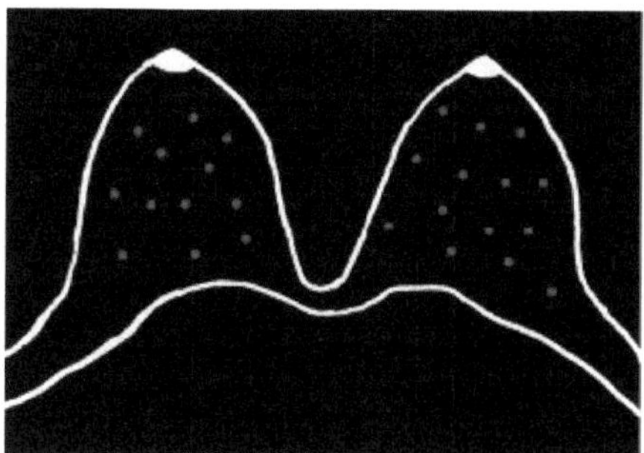

Fig. 25. Diagrama dos focos

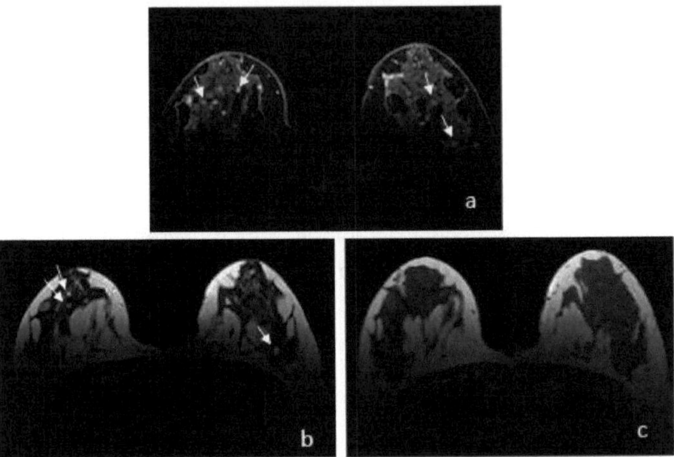

Fig. 26. Focos múltiplos secundários a mastopatia fibrocística. Sequência de subtração injectada (a), sequência ponderada em T2 (b) e sequência ponderada em T1 (c). Focos após injeção do meio de contraste (setas), presença de hipersinais em T2 (microcistos) (setas).

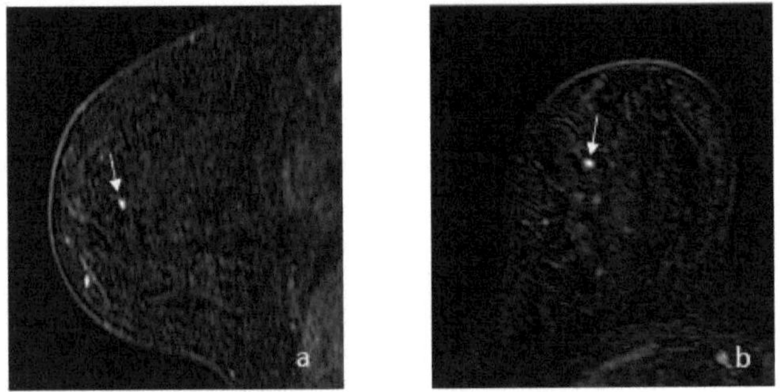

Fig. 27. Foco único em mulheres na pós-menopausa. Sequência T1 injectada com
subtração, secção sagital (a), secção axial (b).

5.1.2. Massa

Uma massa é uma lesão com mais de 5 mm de diâmetro que ocupa um volume, normalmente encontrada em sequências não injectadas (fig. 28) [69].

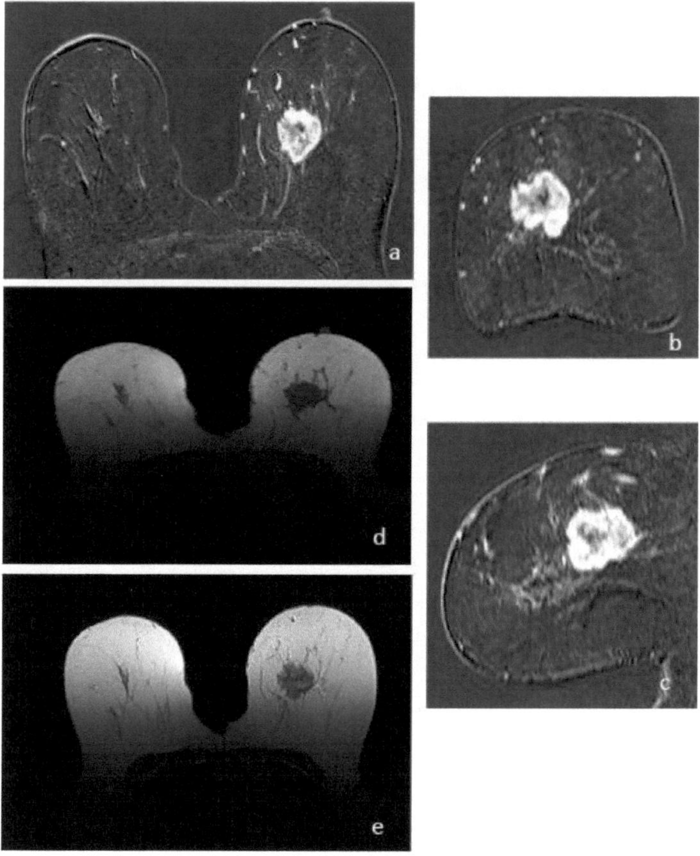

Fig. 28. Massa. Sequência T1 injectada com subtração do corte axial (a), corte coronal (b), corte sagital (c), sequência ponderada em T1 (d) e sequência ponderada em T2 (e).

Uma massa é um realce que ocupa volume, visível em sequências T1 e T2 não injectadas.

5.1.2.1.Forma

- Forma oval

A forma oval ou elíptica favorece a benignidade (fig. 29), mais frequentemente um quisto, fibroadenoma ou papiloma (fig. 30). As lesões malignas podem apresentar formas ovais, como os carcinomas mixóides e também pequenos carcinomas in situ com contornos mal definidos.

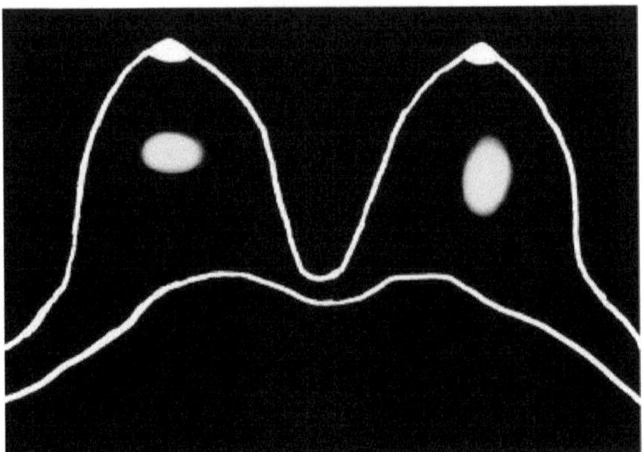

Fig. 29. Diagrama, massa de forma oval.

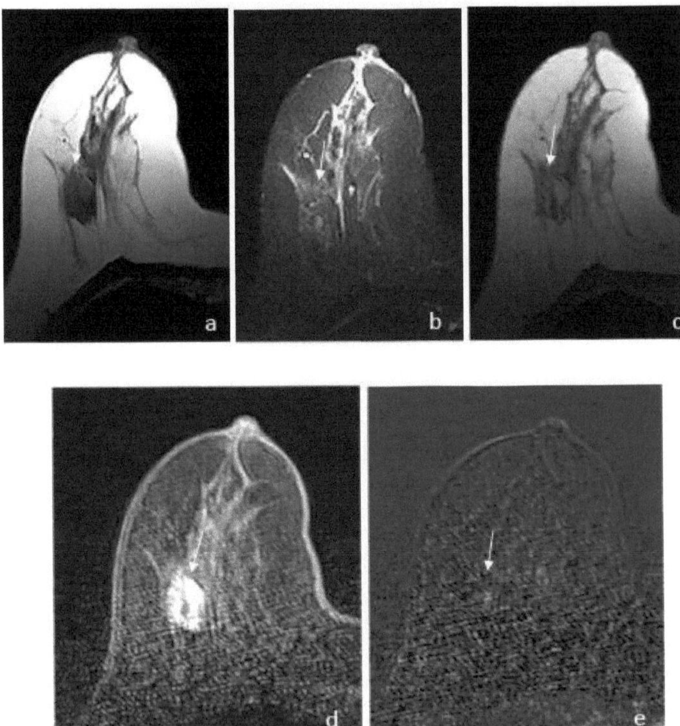

Fig. 30. Massa de forma oval. Sequência ponderada em T2 (a), sequência ponderada em T2 Fat Sat (b), sequência T1 (c), sequência T1 injectada nativa (d) e sequência injectada subtraída (e). Massa modelada com hipersinal em T2, hipossinal em T2 Fat Sat, hipersinal heterogéneo em T1, realce homogéneo nas sequências T1 injectadas nativas, fraco realce nas sequências injectadas subtraídas. Septos internos em T1 e T2 com hipossinal, sem realce após injeção (setas). Histologia: fibroadenoma mixoide.

- Forma redonda

A forma redonda ou esférica é definida após a injeção de meio de contraste (fig. 31). Tal como na forma oval, a massa redonda é frequentemente um quisto, fibroadenoma ou papiloma (fig. 32). Menos frequentemente, os carcinomas mixóides ou medulares podem apresentar-se com uma forma redonda, associada a sinais de infiltração do tecido circundante.

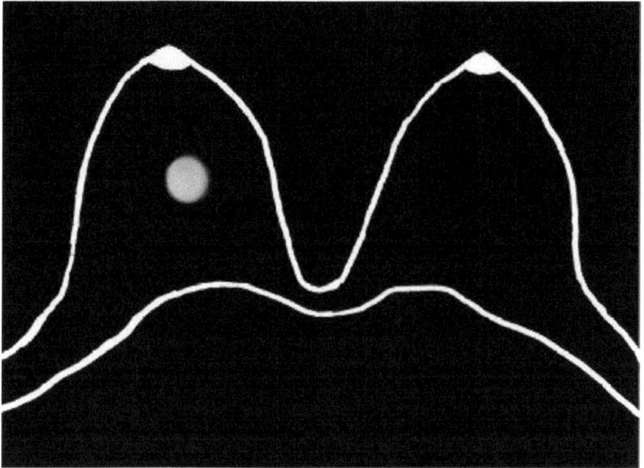

Fig. 31. Diagrama, massa redonda.

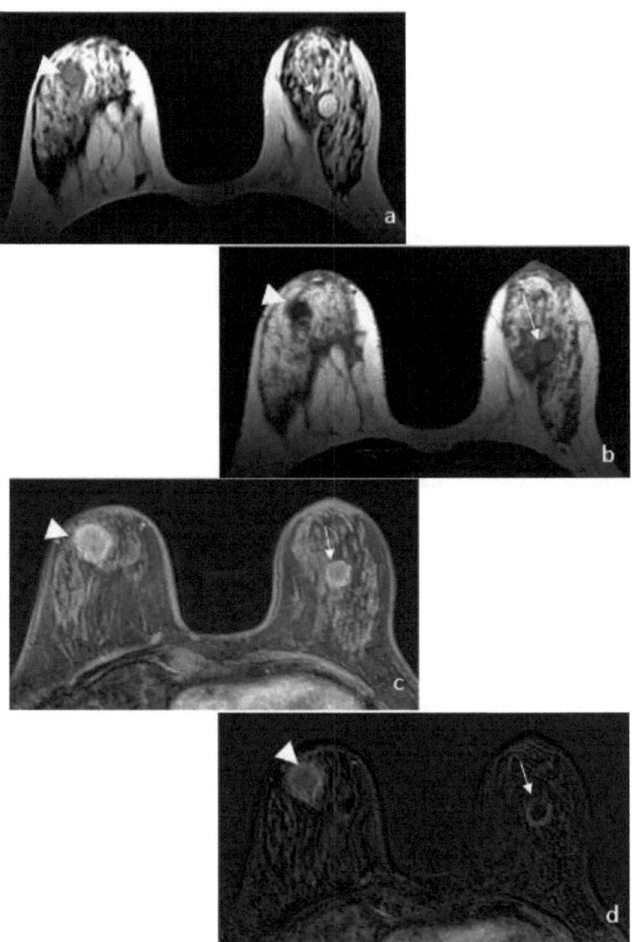

Fig. 32. Massa redonda. Sequência ponderada em T2 (a), sequência ponderada em T1 (b), sequência T1 injectada nativa (c) e sequência injectada subtraída (d). Duas massas redondas, uma na mama direita, em hipopositividade T1 e T2, com realce heterogéneo nas sequências T1 injectadas nativas e nas sequências injectadas subtraídas.
Histologia: carcinoma inespecífico (pontas de seta). O outro na mama esquerda, hipersinal T2, hipossinal T1, com uma fina parede realçada (setas). Histologia: cisto inflamatório.

- Forma irregular

A forma não é nem oval nem redonda (fig. 33).

As massas de forma irregular são sugestivas de malignidade, normalmente carcinomas infiltrativos (fig. 34). Em alguns casos, as massas benignas também podem ter uma forma irregular, como as lesões da mastite granulomatosa idiopática.

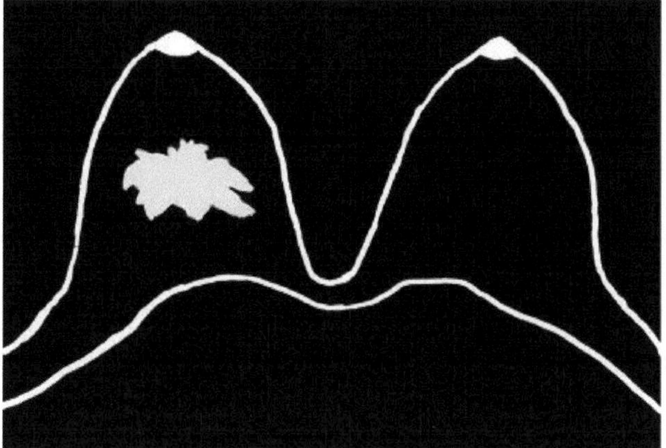

Fig. 33. Diagrama, massa de forma irregular.

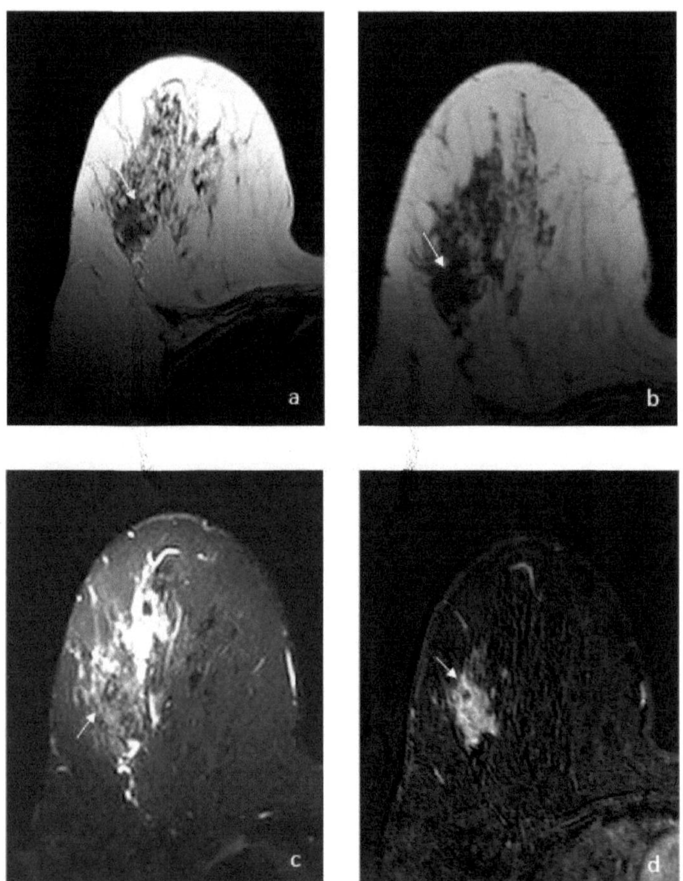

Fig. 34. Massa de forma irregular. Sequência ponderada em T2 (a), sequência ponderada em T1 (b), sequência T2 Fat Sat (c) e sequência de subtração injectada (d). Massa irregular com hipossinal em T1 e T2 com realce heterogéneo nas sequências de subtração injectada (setas). Histologia: carcinoma inespecífico.

5.1.2.2 Contornos

Os contornos de uma massa correspondem à sua interface com o parênquima glandular adjacente. É, portanto, essencial realizar a análise na primeira subtração para que o realce glandular não interfira na interpretação. No caso de mascaramento do realce glandular, esta interface é pouco individualizada. Além disso, em mamas densas, a massa pode ser difícil de distinguir do parênquima glandular adjacente em sequências não injectadas.

- Contornos circunscritos

As massas circunscritas são benignas em 97-100% [70] (figs. 35 e 36). Os carcinomas raramente têm contornos circunscritos e podem ser observados em carcinomas mucinosos, tubulares ou medulares.

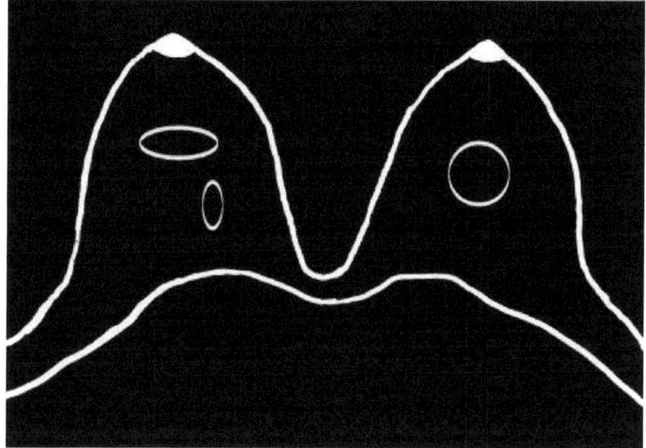

Fig. 35. Diagrama, massas com contornos circunscritos.

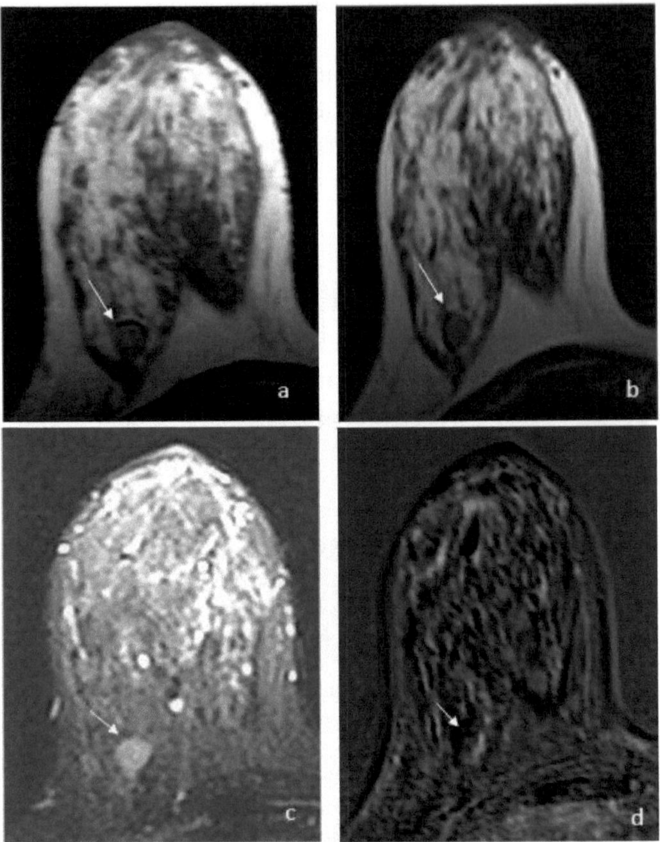

Fig. 36. Massa com contornos circunscritos. Sequência ponderada em T2 (a), sequência ponderada em T1 (b), sequência T2 Fat Sat (c) e sequência de subtração injectada (d). Massa redonda com contornos circunscritos, baixo sinal em T1 e T2, hipersinal em T2 Fat Sat, sem realce nas sequências de subtração injectada (setas). Histologia: fibroadenoma.

- Contornos irregulares

Os contornos irregulares são caracterizados por linhas de infiltração finas (fig. 37).

Os contornos irregulares são típicos dos carcinomas infiltrativos (fig. 38). As massas inflamatórias também tendem a ter contornos irregulares (mastite, abcessos), particularmente após biópsia percutânea.

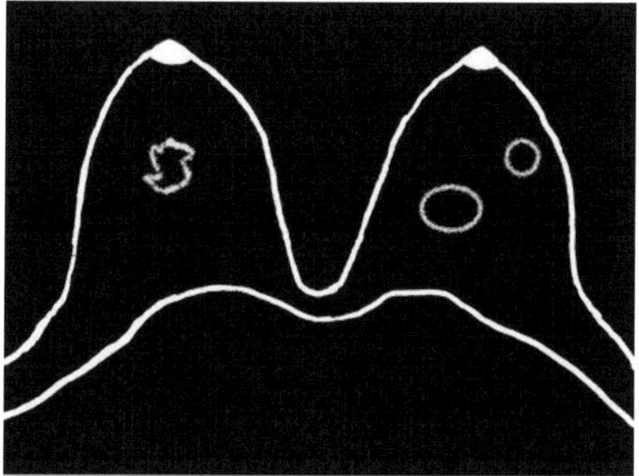

Fig. 37. Diagrama, massas com contornos irregulares.

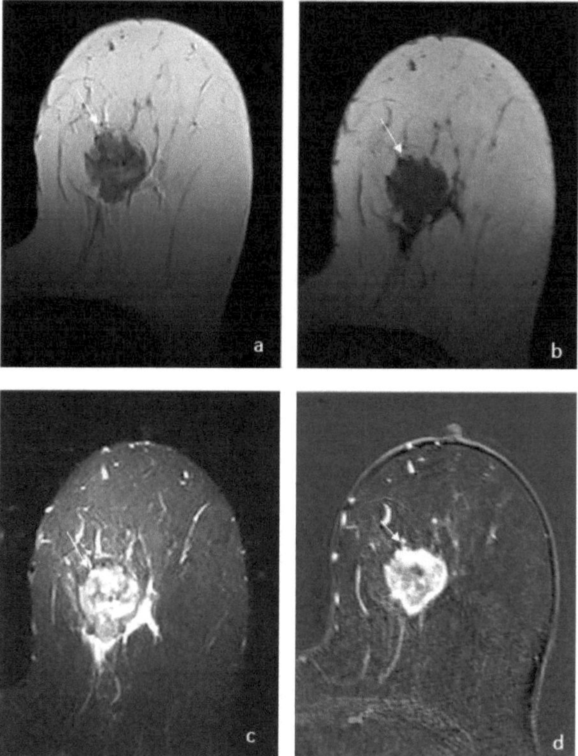

Fig. 38. Massa com contornos irregulares. Sequência ponderada em T2 (a), sequência ponderada em T1 (b), sequência T2 Fat Sat (c) e sequência de subtração injectada (d). Massa irregular, de contornos irregulares, em T1 e T2 com hipersinal, em T2 com Fat Sat com hipersinal, rodeada de edema com

hipersinal, com realce nas sequências de subtração injectada (setas). Histologia: carcinoma infiltrativo não específico.

- Contornos espiculados

Podem ser observadas extensões radiais à volta do bordo da massa (Fig. 39). Tal como os contornos irregulares, os contornos espiculados são típicos dos carcinomas invasivos (fig. 40). Algumas lesões benignas, como as cicatrizes radiais, têm contornos espiculados.

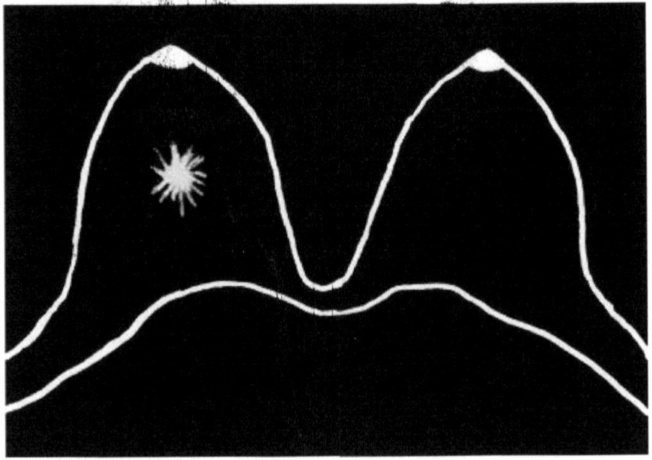

Fig. 39. Diagrama, massas com contornos espiculados.

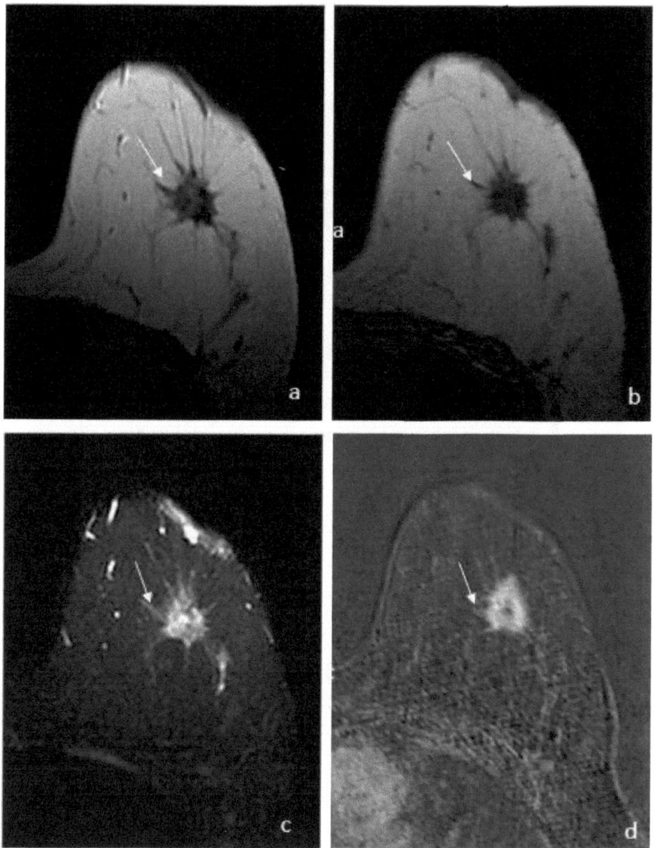

Fig. 40. Massa com contornos espiculados. Sequência ponderada em T2 (a), sequência ponderada em T1 (b), sequência T2 Fat Sat (c) e sequência de subtração injectada (d). Massa irregular, de contornos espiculados, em T1 e T2 hipossinal, em T2 Fat Sat hipersinal, com realce heterogéneo nas sequências de subtração injectada com presença de espículas (setas). Histologia: carcinoma infiltrativo inespecífico.

5.1.2.3 Angariação interna

- Realce homogéneo

Realce completo e uniforme da massa (fig. 41). Este tipo de realce é comum em massas benignas como os fibroadenomas (fig. 42).

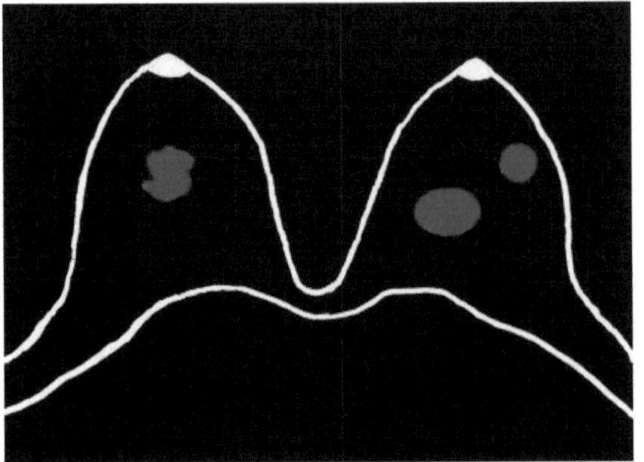

Fig. 41. Diagrama, massas de realce homogéneas.

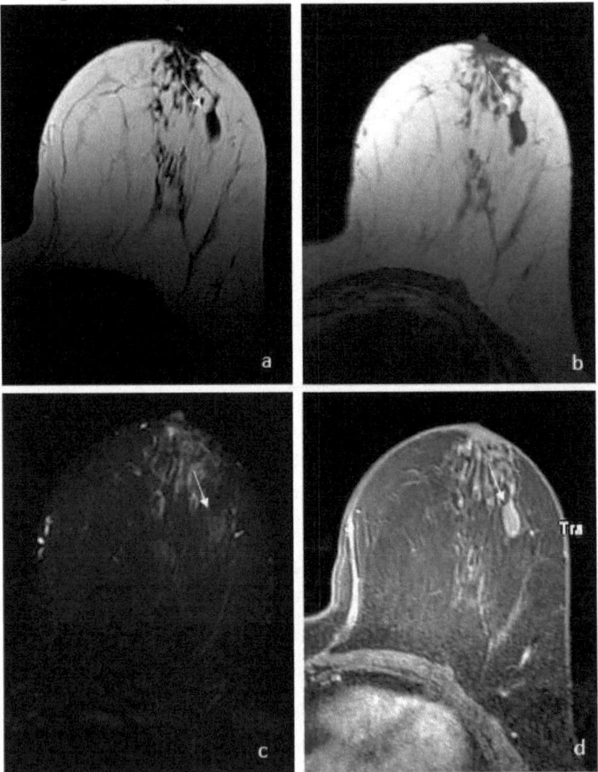

Fig. 42. Massa com realce homogéneo. Sequência ponderada em T2 (a), sequência ponderada em T1 (b), sequência T2 Fat Sat (c) e sequência T1 injectada (d). Massa ovalada, de contornos circunscritos, com hipossinal em T1, T2 e T2 Fat Sat, com realce homogéneo nas sequências injectadas (setas). Histologia: fibroadenoma.

- Elevação heterogénea

Realce granular da massa (fig. 43). Trata-se de um realce não específico e pode ser encontrado tanto em lesões benignas como malignas (fig. 44). O realce heterogéneo é geralmente menos comum em lesões malignas, mas pode ser observado no carcinoma lobular.

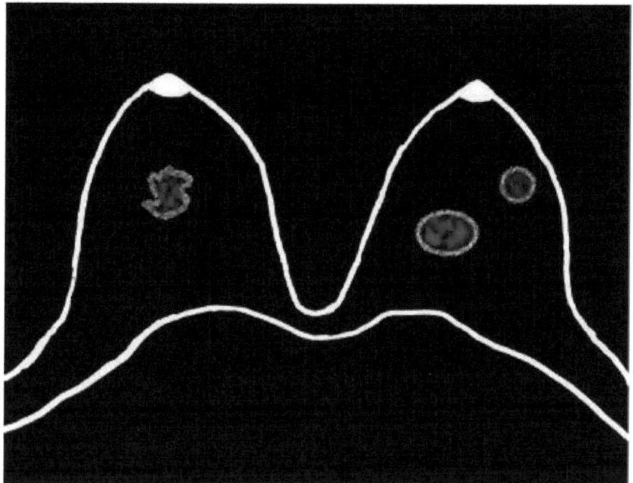

Fig. 43. Diagrama, massas de realce heterogéneo.

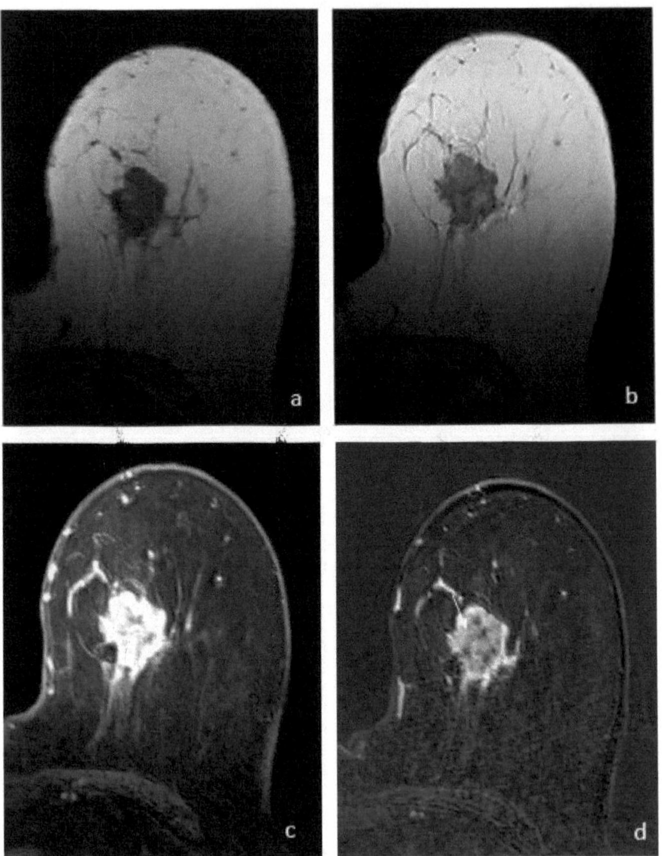

Fig. 44. Massa com realce heterogéneo. Sequência ponderada em T2 (a), sequência ponderada em T1 (b), sequência T1 injectada nativa (c) e sequência injectada subtraída (d). Massa de forma e contornos irregulares, em T1 e T2 hipopositiva, com realce heterogéneo nas sequências injectadas (seta). Histologia: carcinoma infiltrativo inespecífico.

O realce em anel é um realce centrípeto, da periferia em direção ao centro (fig. 45). Este realce é altamente sugestivo de cancro, mas tem uma baixa prevalência em lesões pequenas (20%) [68] (fig. 46).

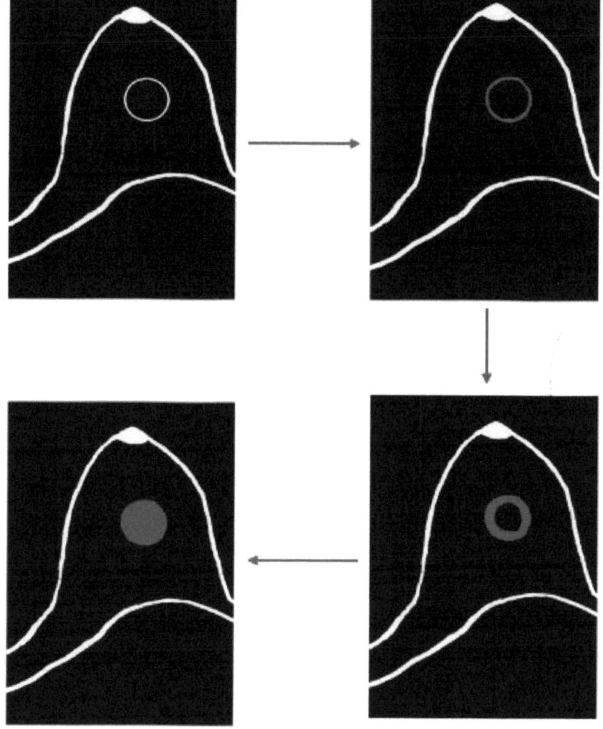

Fig. 45. Diagramas, realce anular.

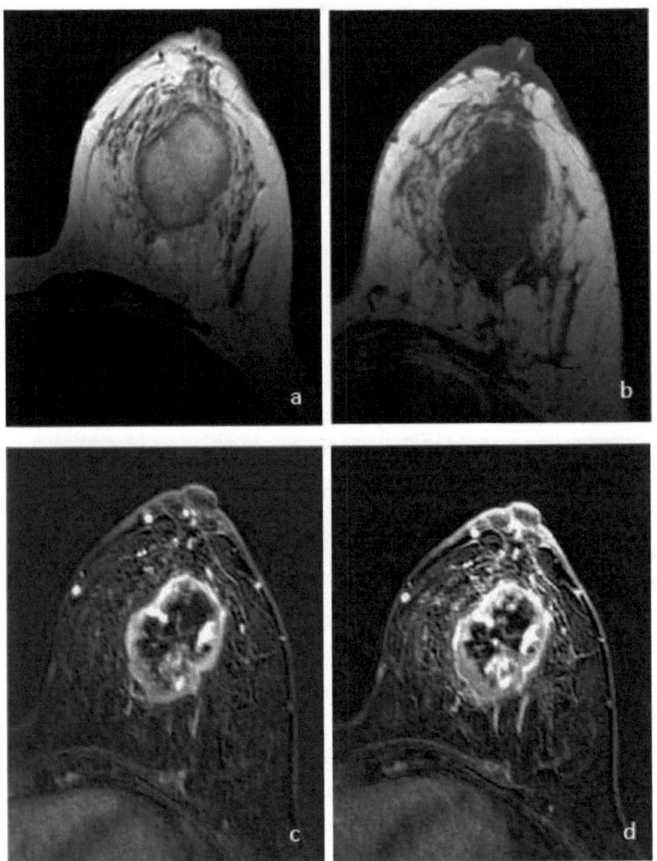

Fig. 46. Massa de realce anular. Sequência ponderada em T2 (a), sequência ponderada em T1 (b), sequência T1 injectada nativa (c) e sequência injectada subtraída (d). Massa de forma e contornos irregulares, com hipersinal em T1, hipersinal em T2 e realce anular nas sequências injectadas (setas). Histologia: carcinoma infiltrativo não específico.

Realce centrífugo, do centro para a periferia (fig. 47). Este tipo de realce é mais compatível com lesões benignas, sobretudo se estiver associado a outros sinais benignos, como contornos circunscritos, ausência de tumefação peri-lesional, etc. (fig. 48).

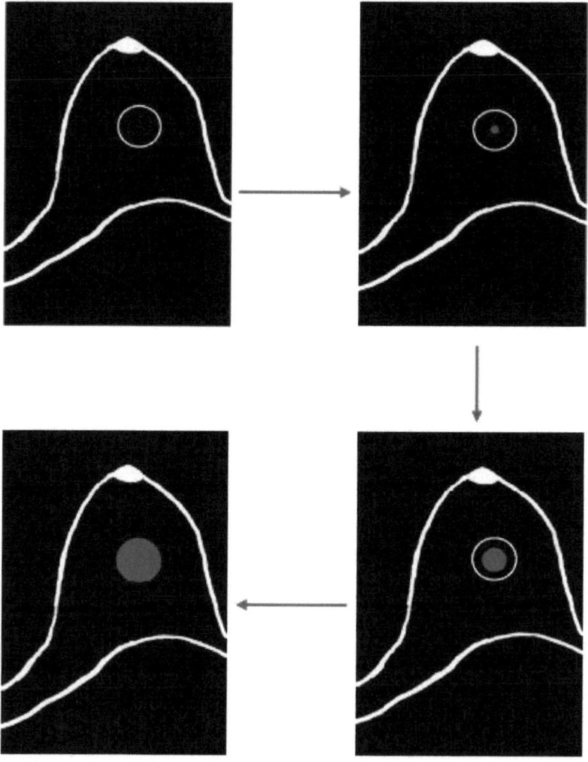

Fig. 47. Diagramas, alçado central.

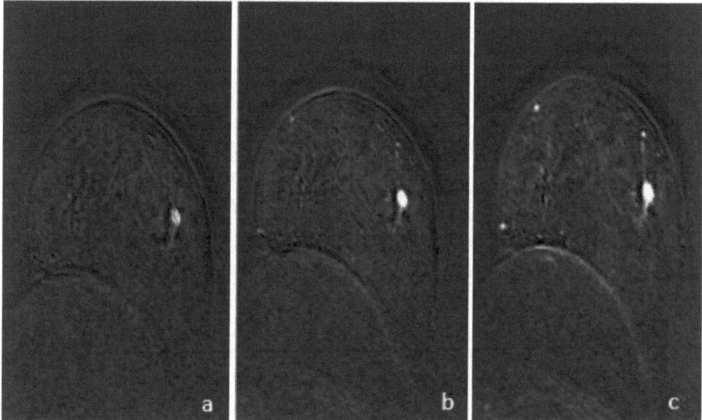

Fig. 48. Massa de realce central. Sequências subtraídas injectadas (a+b+c). Massa redonda com contornos circunscritos e realce central nas sequências injectadas. Histologia: fibroadenoma.

Levantamento dos septos internos

Os septos internos elevados podem ser observados em lesões inflamatórias, como abcessos, ou em lesões malignas (figs. 49 e 50).

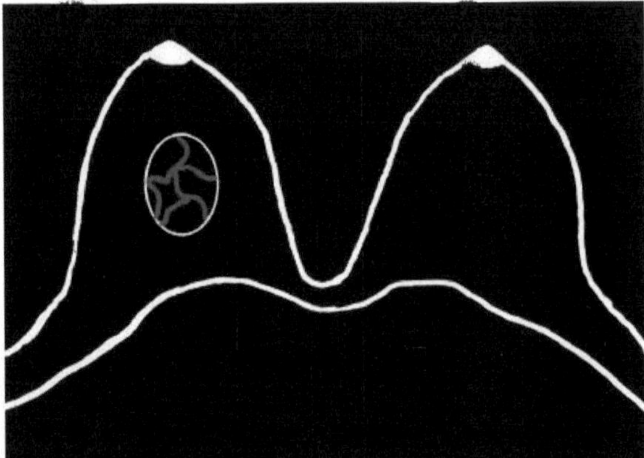

Fig. 49. Diagrama, realce dos septos internos.

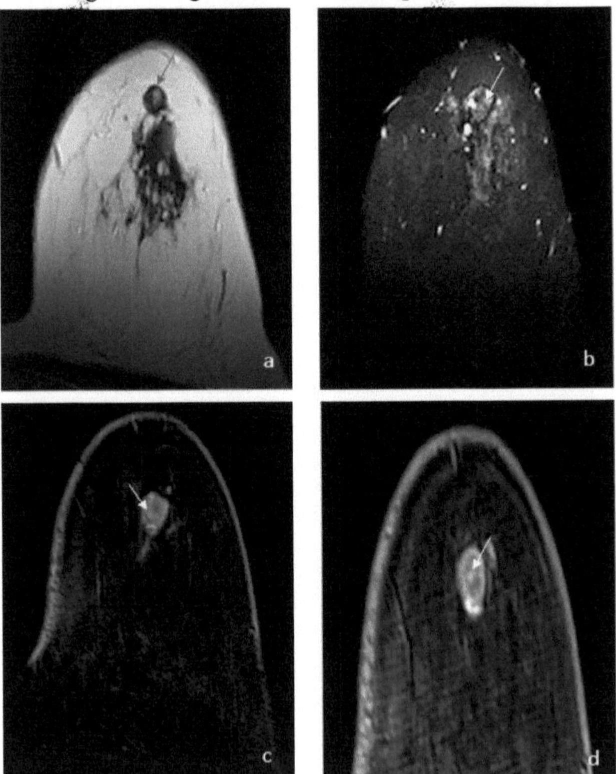

Fig. 50. Lesão com septos mediais realçados. Sequência ponderada em T2 (a),

sequência ponderada em T2 Fat Sat (b) e sequência de subtração injectada (c+d). Massa arredondada com contornos circunscritos, hipersinal T2 e T2 Fat Sat, mostrando septos em T2 hipossinal e T2 Fat Sat hipossinal, com realce após injeção de contraste (setas). Histologia: cisto com septos.

- Sem realce dos septos internos

Paredes internas não aumentadas são sugestivas de adenofibroma ou mastopatia fibrocística [68] (figs. 51 e 52). As septações sem realce são consideradas benignas (> 95%) [70].

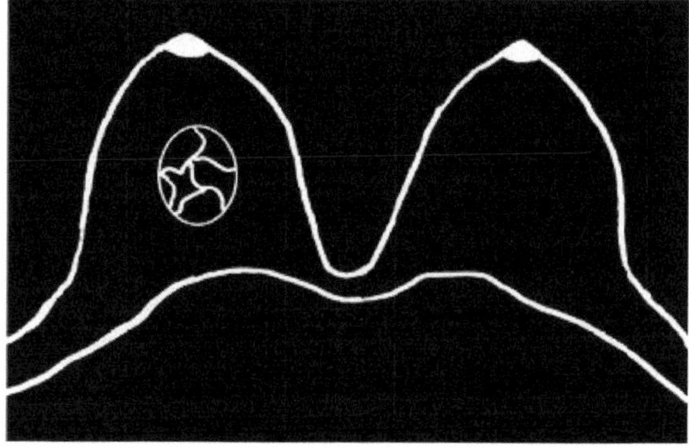

Fig. 51. Diagrama dos septos internos sem contraste.

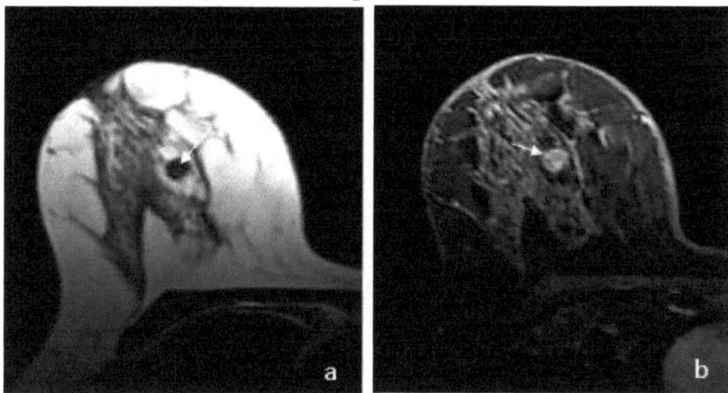

Fig. 52. Lesão com septos mediais sem realce. Sequência ponderada T2 (a), sequência T1 injectada (b). Massa redonda com contornos circunscritos, T2 de baixa positividade, com septos T2 de baixa positividade, sem realce após injeção de meio de contraste (setas). Histologia: fibroadenoma.

5.1.3. Elevação sem massa

Um realce não-massa é uma área de realce que não é uma massa nem um vaso. Este realce não ocupa um volume e não pode ser visto em sequências T1 e T2 não injectadas. Este realce é detectado nas sequências pós-injeção (fig. 53). Este realce deve ser confirmado nas imagens nativas injectadas, de modo a excluir o artefacto de deslocamento. O realce não-massivo pode ser encontrado no carcinoma in situ, carcinoma lobular, mastopatia fibrocística secundária a variações hormonais ou inflamatórias [11, 69, 71].

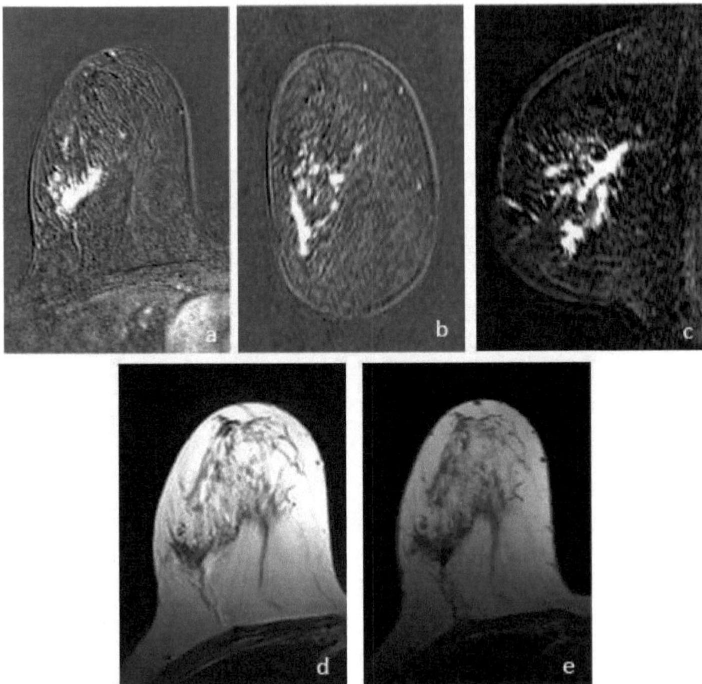

Fig. 53. Realce sem massa. Sequências injectadas subtraídas (a+b+c), sequência ponderada em T2 (d), sequência ponderada em T1 (e). Realce não-massivo não ocupando um volume no espaço (setas), não visível nas sequências morfológicas T1 e T2. Histologia: carcinoma lobular infiltrativo.

A descrição de um realce não maciço inclui um estudo da distribuição e das caraterísticas internas do realce, e deve ser comparada com a mama contralateral.

5.1.3.1.Distribuição

- Melhoria "focal" sem massa

Um aumento inferior a 25% do volume de um quadrante mamário (fig. 54).

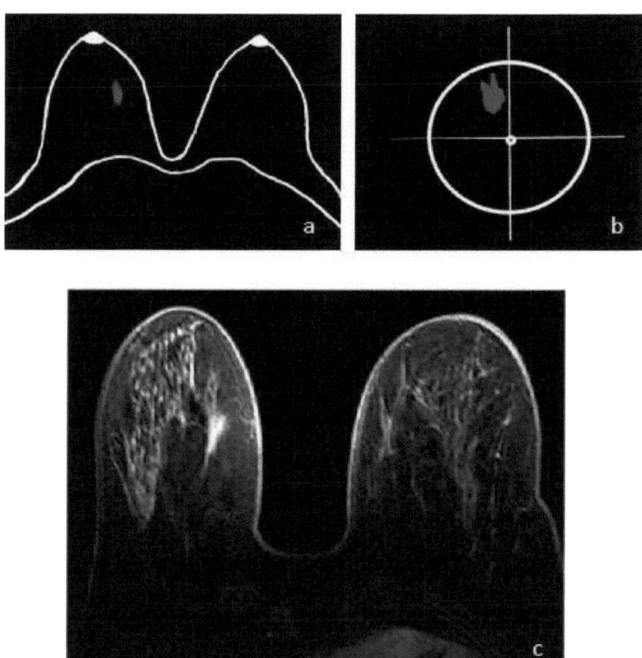

Fig. 54. Realce focal sem massa. Diagramas (a+b), sequências subtraídas injectadas (c).

- Aumento "linear" sem massa

O realce deve ser linear em dois planos ortogonais e punctiforme no terceiro plano (fig. 55). Pode ou não convergir para o mamilo. O realce linear não maciço é essencialmente um sinal de patologia ductal, quer carcinomatosa, como o carcinoma in situ não específico, quer atípica, como a hiperplasia atípica, ou benigna, como a galactoforite ectásica [72] (fig. 56).

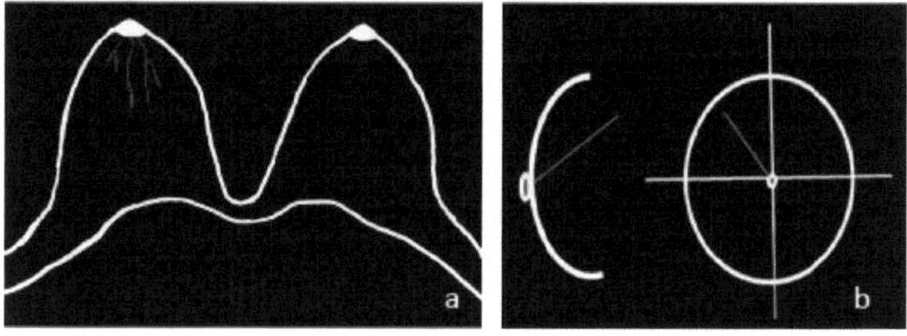

Fig. 55. Diagramas, realce linear não massivo (a+b).

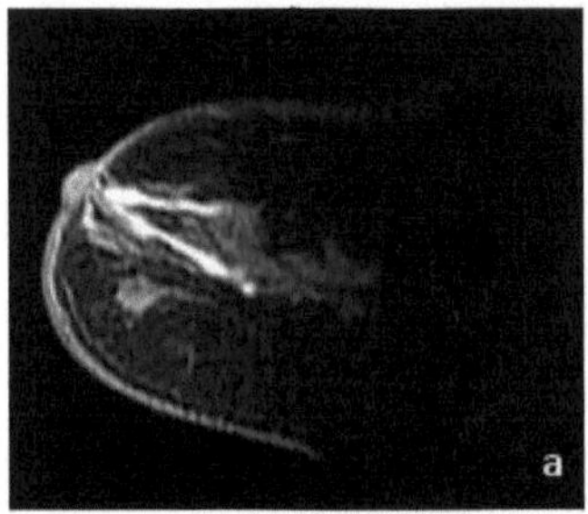
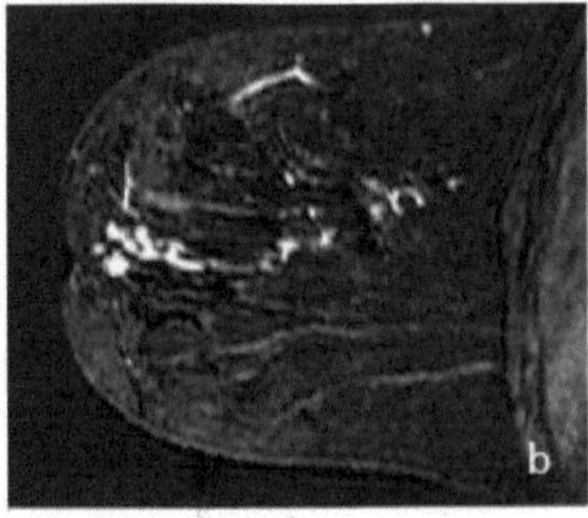

Fig. 56. Realce linear não massivo. Sequências subtraídas, secções sagitais injectadas (a+b), realce linear não massivo, convergindo para o mamilo.

- Aumento "segmentar" sem massa

Realce triangular ou cónico, orientado para o mamilo, mostrando uma rede galactófora (fig. 57). O realce segmentar não maciço é o mais suspeito dos realces não maciços. O seu VPP é elevado na maioria dos estudos da literatura (67-100%) [73]. O realce não maciço é mais frequentemente indicativo de doença maligna (fig. 58).

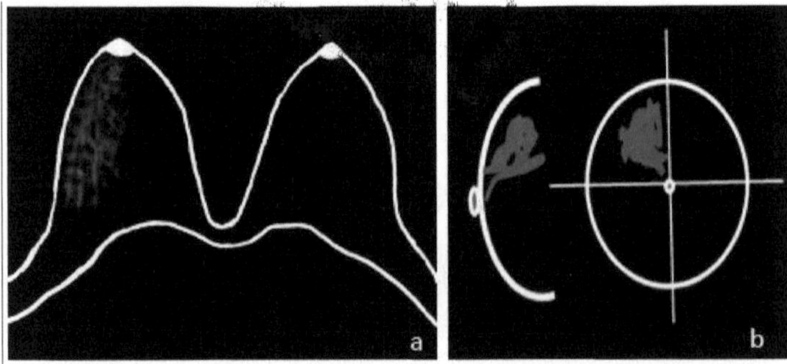

Fig. 57. Diagramas, realce sem massa segmentar (a+b).

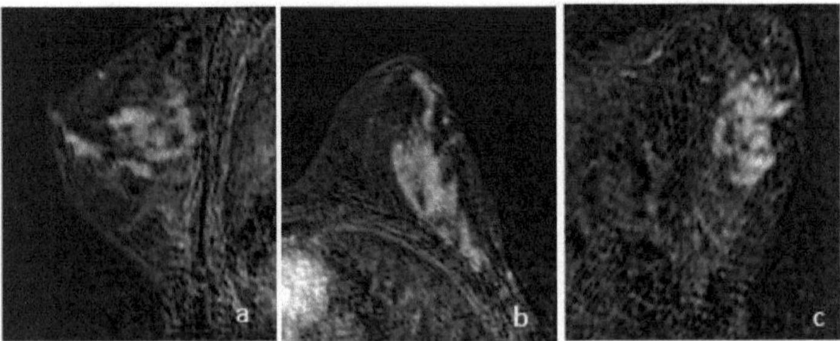

Fig. 58. Realce segmentar sem massa. Sequências subtraídas injectadas, Secção sagital (a), secção axial (b) e secção coronal (c). Realce triangular não maciço, convergindo para o mamilo.

- Reforço "regional" não massivo

Realce de mais de 25% de um quadrante da mama, eventualmente único ou múltiplo, sem orientação específica (fig. 59). Este tipo de realce está associado a uma probabilidade de 21% de carcinoma lobular infiltrante, mais raramente a carcinoma infiltrante não específico [70] (fig. 60).

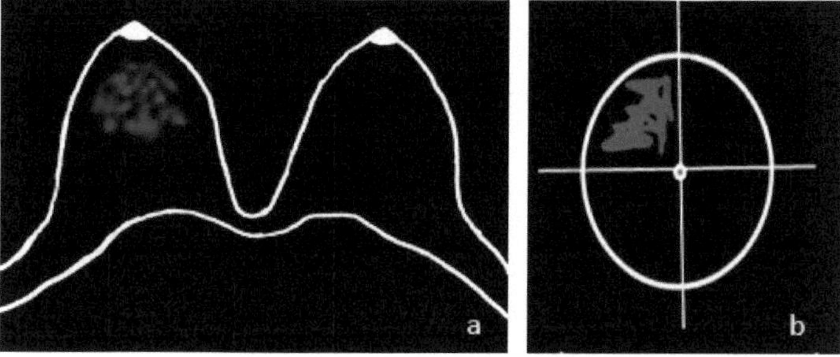

Fig. 59. Diagramas, realce regional não massivo (a+b).

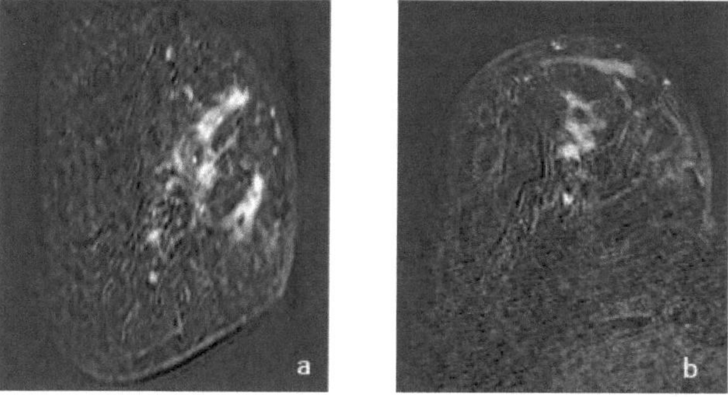

Fig. 60. Realce regional sem massa. Sequências subtraídas injectadas, Secção coronal (a) e secção axial (b). Realce extenso e não maciço, sem orientação específica.

Realce unilateral de distribuição uniforme e regular em toda a mama, geralmente a favor de uma patologia benigna, como a mastite inflamatória, raramente secundária a infiltração tumoral difusa, como o linfoma (figs. 61 e 62).

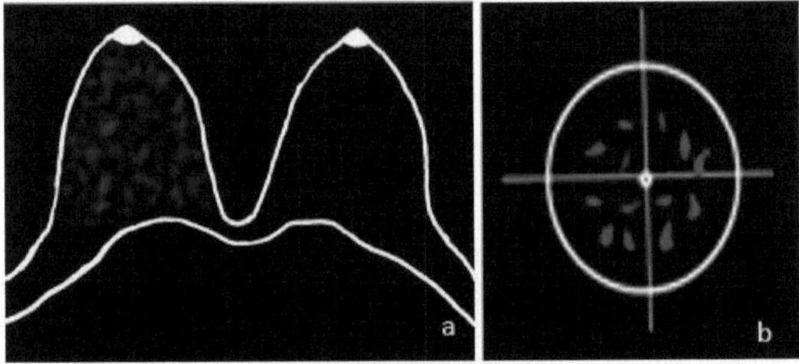

Fig. 61. Diagramas, realce difuso sem massa (a+b).

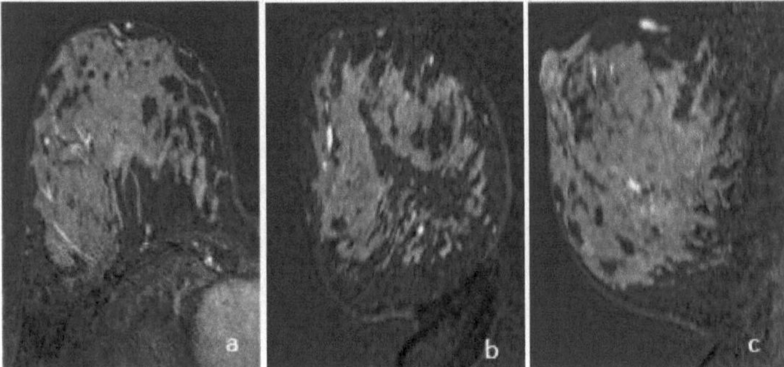

Fig. 62. Realce difuso sem massa. Sequências injectadas subtraídas, secção axial (a), secção coronal (b) e secção sagital (c). Realce não-massivo distribuído uniformemente por toda a mama.

- Realce difuso bilateral não maciço e simétrico

O realce bilateral e a simetria são um forte argumento para a benignidade (fig. 63). As duas principais etiologias responsáveis por este tipo de realce são o realce glandular fisiológico e a mastopatia fibrocística, que na maioria das vezes resulta em realce micropunctado associado a microcistos visíveis em T2 (fig. 64).

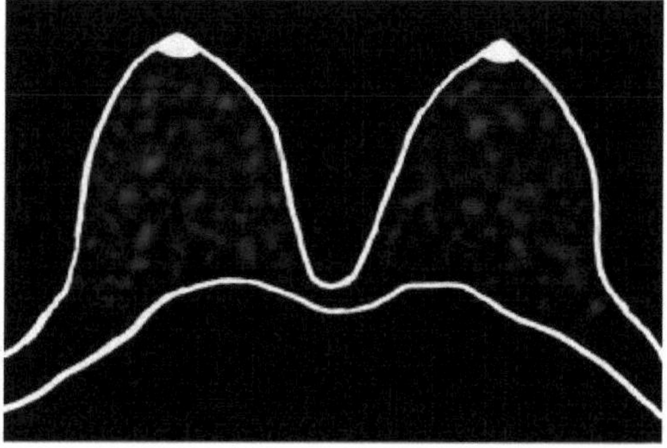

Fig. 63. Diagrama esquemático, realce não-massivo difuso bilateral e simétrico.

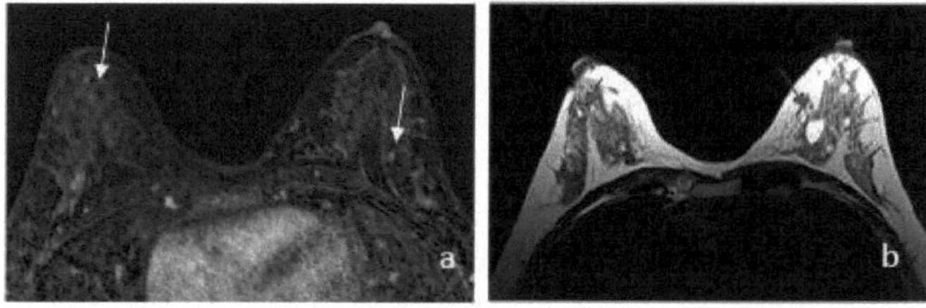

Fig. 64. Realce não-massivo difuso bilateral e simétrico. Sequências subtração injectada, corte axial (a), sequência ponderada em T2 (b). Realce não maciço do tipo micropunctado nas sequências injectadas com presença de quisto em hipersinal T2 (setas).

5.1.3.2 Caraterísticas da criação

- ## Aumento de massa não homogéneo

O realce homogéneo é um realce confluente e uniforme (figs. 65 e 66).

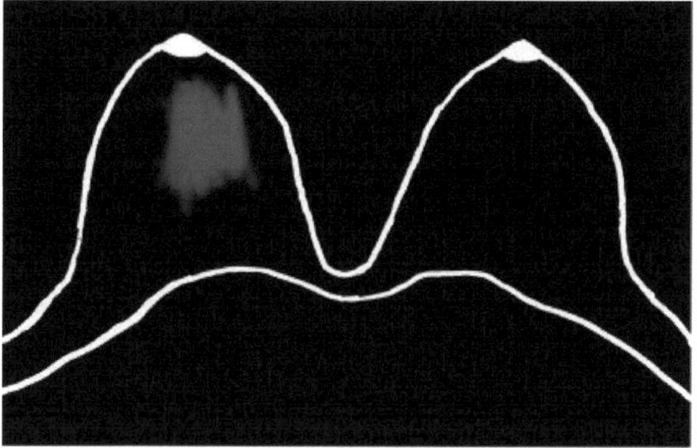

Fig. 65. Diagrama, aumento de massa não homogéneo.

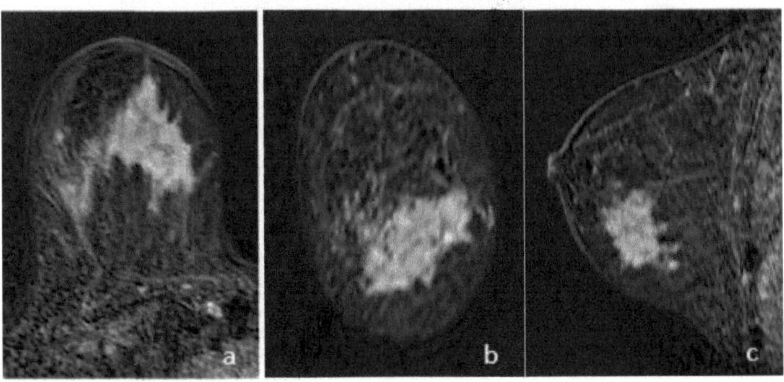

Fig. 66. Realce de massa não homogéneo. Sequências injectadas subtraídas, secção axial (a), secção coronal (b) e secção sagital (c).

- ## Realce heterogéneo não massivo

O realce heterogéneo é um realce não uniforme separado por áreas de gordura normal ou tecido glandular [74] (figs. 67 e 68).

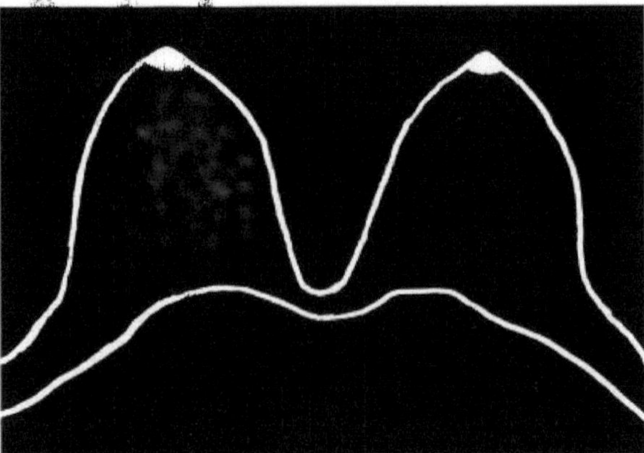

Fig. 67. Diagrama, realce sem massa heterogénea.

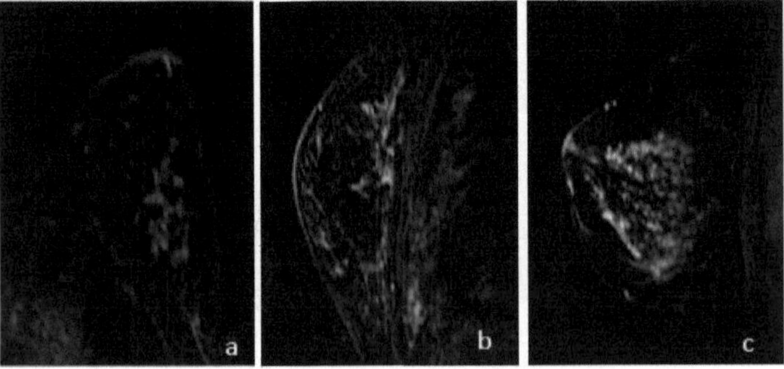

Fig. 68. Realce sem massa heterogénea. Sequências injectadas subtraídas, corte

axial (a) e cortes sagitais (b+c).

- # Realce não micronodular

O realce micronodular corresponde a um agrupamento de pequenos realces sem massas ou focos, frequentemente de aspeto confluente (figs. 69 e 70).

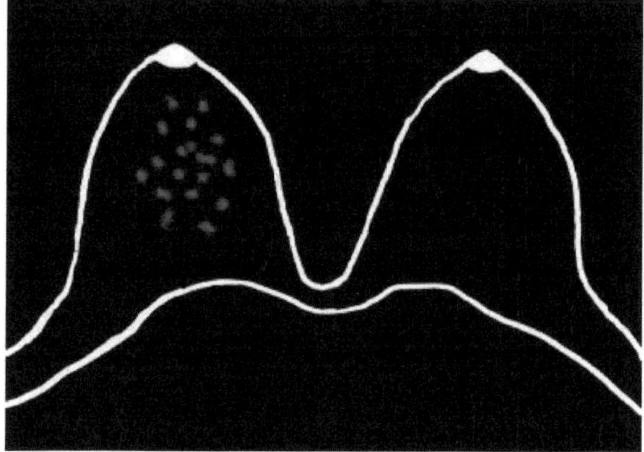

Fig. 69. Diagrama, realce sem massa micronodular.

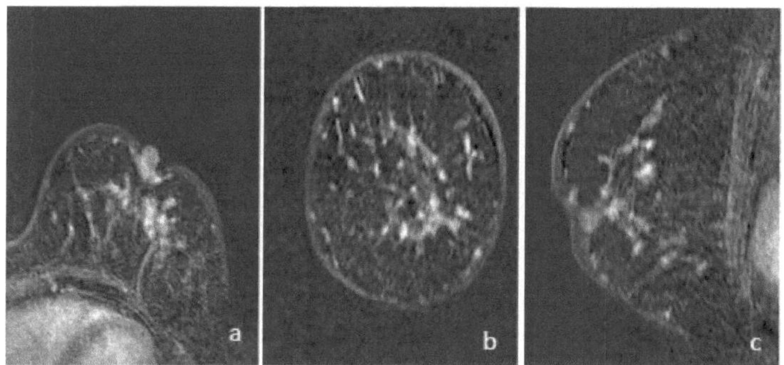

Fig. 70. Realce de massa não-micronodular. Sequências injectadas subtraídas, secção axial (a), secção coronal (b) e secção sagital (c).

- # Aumento de aglomerados de massa não anelar

Múltiplos realces anulares não maciços confluentes [73] (figs. 71 e 72).

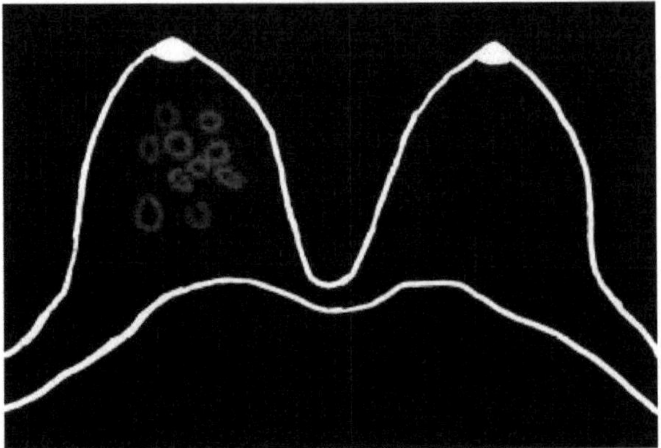

Fig. 71. Diagrama, aumento de massa não anular num aglomerado.

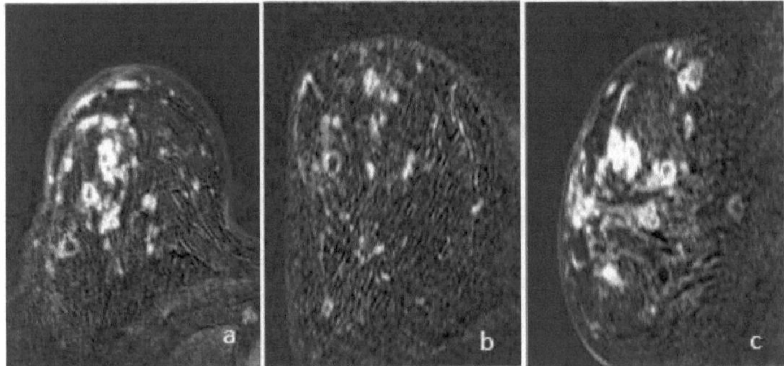

Fig. 72. Realce de massa não anular. Sequências injectadas subtraídas, secção axial (a), secção coronal (b) e secção sagital (c).

5.2. Análise da melhoria dinâmica

A análise da cinética do realce permitirá a quantificação da intensidade do realce de uma lesão ao longo do tempo. Três tipos de curva foram definidos por Kuhl et al [75] com análise das 2 partes da curva: a parte inicial da curva corresponde à intensidade do sinal durante os 2 minutos após a injeção e a 2ª parte da curva corresponde à intensidade do sinal após os 2 minutos ou quando a curva se curva.

5.2.1. Melhoria da fase inicial

A intensidade do realce é determinada pela percentagem da intensidade do sinal da lesão nos primeiros dois minutos após a injeção do agente de contraste.

- **Não levantar**

Um aumento de sinal inferior a 2% após injecções de contraste (fig. 73). A ausência de realce é um indicador muito forte de benignidade, como cicatrizes fibrosas, fibroadenoma ou citosteatonecrose. No entanto, a ausência de realce pode ser observada em lesões malignas após quimioterapia.

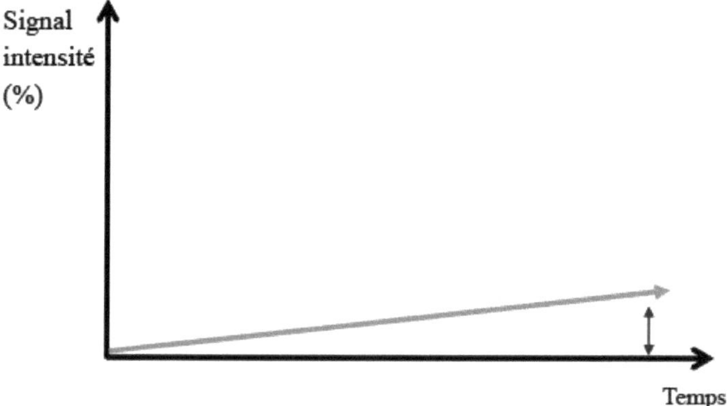

Fig. 73. Sem realce. Intensidade do sinal inferior a 2% após 5 minutos.

- # Aumento lento

Um aumento máximo da intensidade do sinal inferior a 50% nos primeiros 90 segundos após a injeção do meio de contraste (fig. 74).

O realce inicial lento é normalmente observado em fibroadenomas fibrosos, adenoses e cicatrizes fibrosas. Raramente, os carcinomas in situ podem também apresentar este tipo de realce, provavelmente devido a quimioterapia recente ou à injeção de meio de contraste insuficiente.

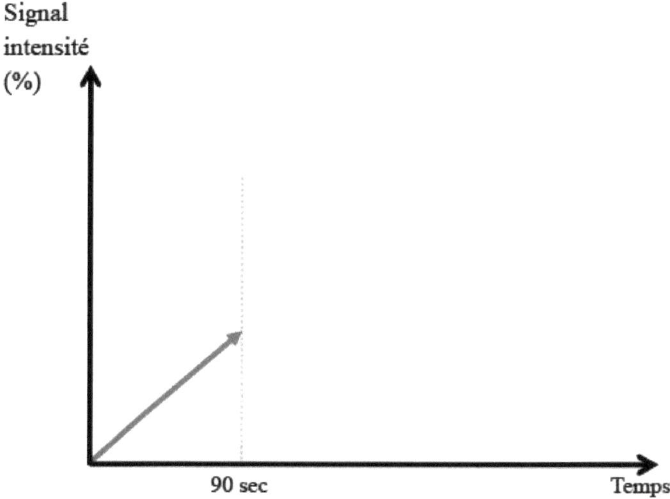

Fig. 74. Aumento lento. Intensidade do sinal inferior a 50% após os primeiros 90 segundos.

- Aumento moderado

Um aumento de 50% a 90% da intensidade do sinal nos primeiros 90 segundos após a injeção do contraste (fig. 75). O realce moderado no momento inicial é frequentemente observado em fibroadenomas e papilomas. Menos frequentemente, este realce pode ocorrer em lesões malignas após quimioterapia.

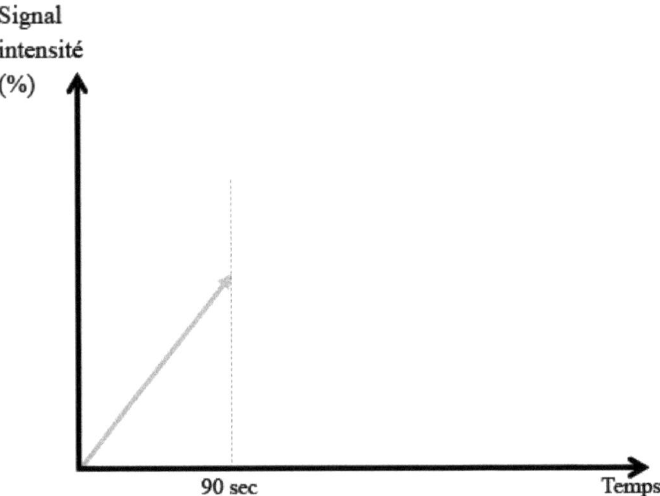

Fig. 75. Realce moderado. Intensidade de sinal entre 50% e 90% após os primeiros 90 segundos.

Elevação rápida

O realce máximo do sinal de mais de 90% ocorre dentro de 90 segundos após a injeção do contraste (fig. 76). O realce inicial rápido é frequentemente observado em carcinomas invasivos. Este realce pode ser observado raramente em gânglios linfáticos intra-mamários e fibroadenomas mixóides.

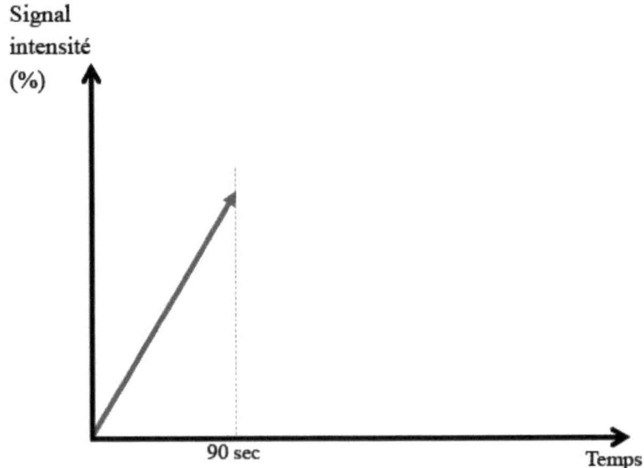

Fig. 76. Realce rápido. Intensidade do sinal superior a 90% após os primeiros 90 segundos. Realce na

fase tardia

A intensidade do realce é determinada pela percentagem de intensidade do sinal da lesão dois minutos após a injeção do agente de contraste ou quando a curva se dobra.

- # Sinal persistente

A intensidade do sinal continua a aumentar 2 minutos após a injeção do contraste (fig. 77). O realce persistente é geralmente observado em massas benignas, como o fibroadenoma mioide ou o papiloma. Nas lesões malignas, este tipo de sinal é visível em apenas 10% dos carcinomas, frequentemente carcinomas lobulares infiltrativos ou focos de carcinomas in situ não específicos.

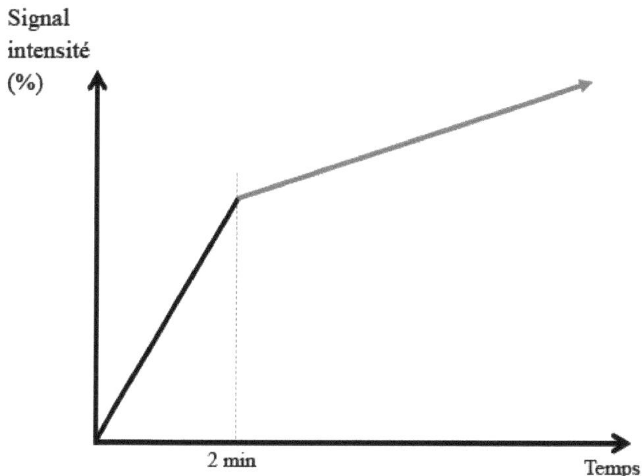

Fig. 77. Sinal persistente. A intensidade do sinal continua a aumentar após 2 minutos.

- # Sinal no set

A intensidade do sinal mantém-se constante após o pico máximo (fig. 78). Este tipo de sinal é particularmente comum nos papilomas.

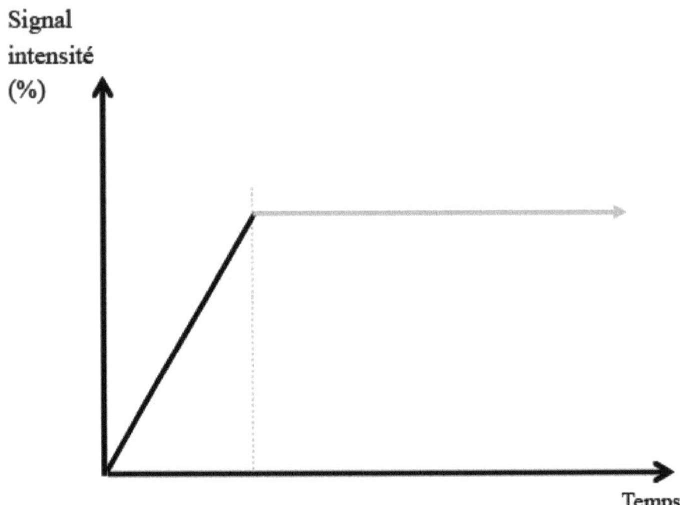

Fig. 78. Platô de sinal. A intensidade do sinal mantém-se constante após o pico máximo.

Lavagem do sinal

O washout é definido como uma queda do sinal de mais de 10% após a intensidade máxima no momento inicial e é o principal critério dinâmico de uma lesão maligna (fig. 79). Este rápido washout do meio de contraste numa lesão maligna é provavelmente causado pelos shunts arteriovenosos da angiogénese intratumoral. A lavagem é raramente observada em patologias benignas.

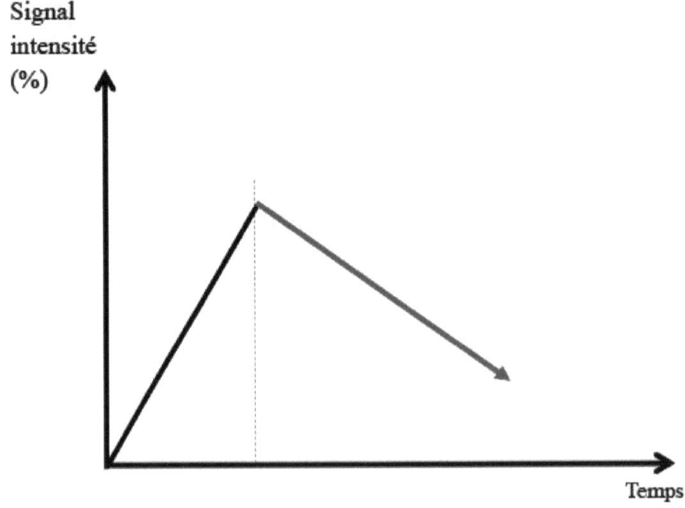

Fig. 79. Lavagem do sinal. A intensidade do sinal diminui em mais de 10% após

o pico máximo.

5.2.2. Classificação das curvas de realce

Os três tipos de curvas de realce descritos por CK. Kuhl et al [75]:

- Tipo I: uma curva de aumento inicial lenta e depois progressiva (fig. 80)
- Tipo II: uma curva de aumento inicial rápida, seguida de um patamar (fig. 81).
- Tipo III: uma curva de realce inicial rápida, seguida de um washout (fig. 82).

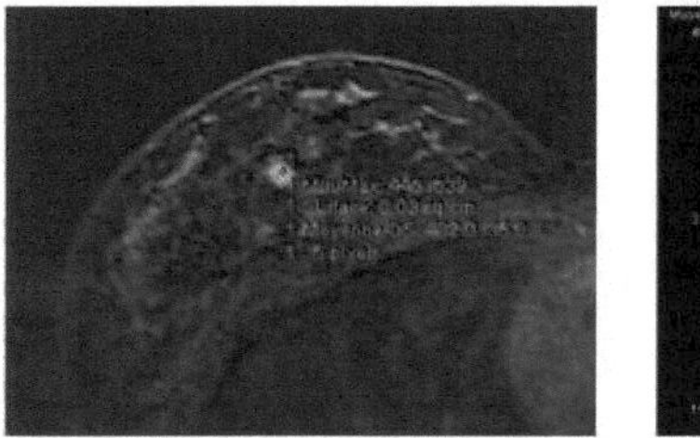
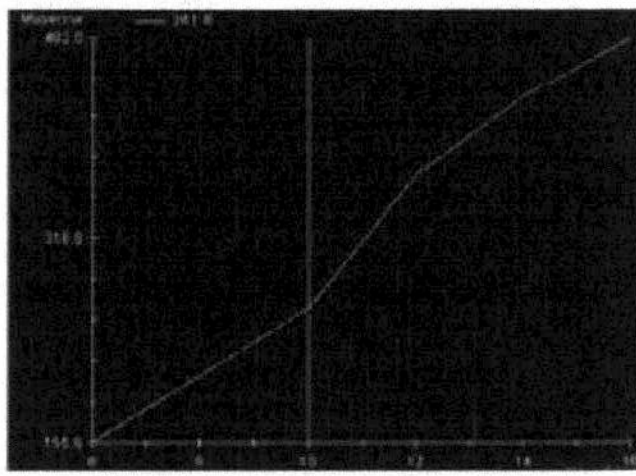

Fig. 80. Curva de tipo I. Sequências injectadas subtraídas, secção axial (a) e curva de realce (b). Histologia: fibroadenoma.

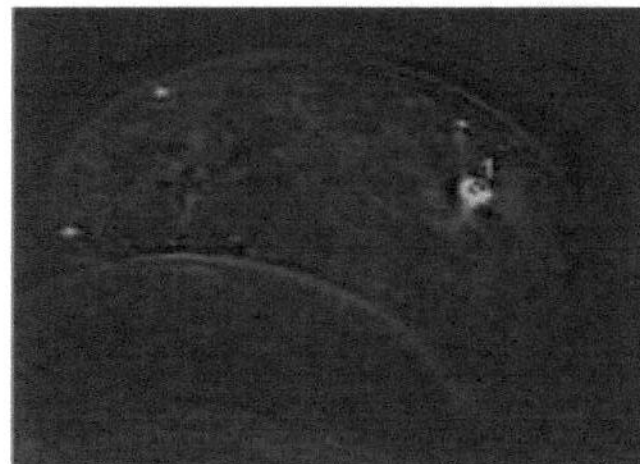
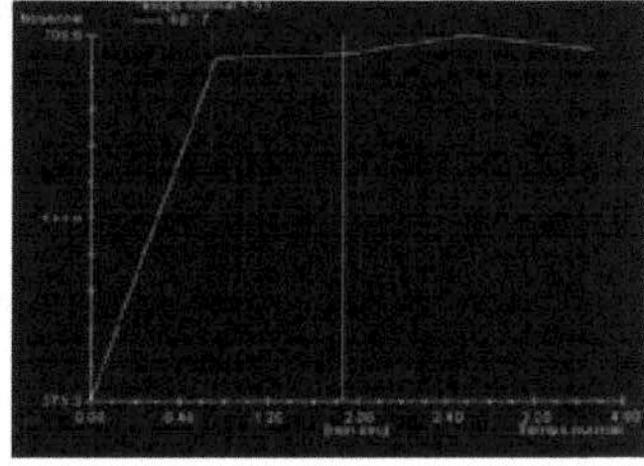

Fig. 81. Curva de tipo II. Sequências injectadas subtraídas, secção axial (a) e curva de realce (b). Histologia: fibroadenoma.

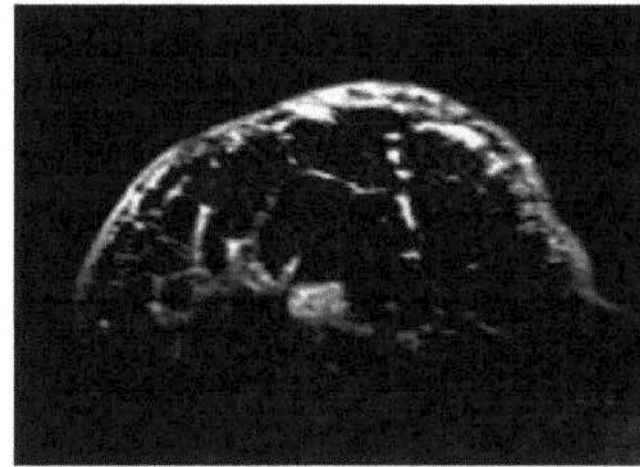
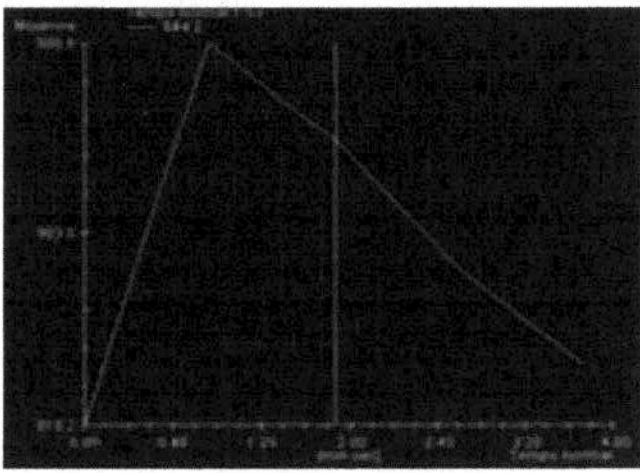

Fig. 82. Curva tipo III. Sequências injectadas subtraídas, secção axial (a) e curva de realce (b). Histologia: Carcinoma lobular invasivo.

5.3 Outros sinais na RM mamária

- Sinal de gancho

O sinal do gancho é uma linha fina que vai desde a lesão até ao músculo peitoral, com pouco ou nenhum realce após a injeção de contraste (Fig. 83). O sinal do gancho pode ser secundário a uma reação desmoplásica ou a uma linfangite carcinomatosa peritumoral (fig. 84) [76, 77]. O sinal do gancho também pode ser observado na cicatriz pós-operatória, apresentando-se como uma linha fibrosa fina, sem realce após injeção de contraste (Fig. 85).

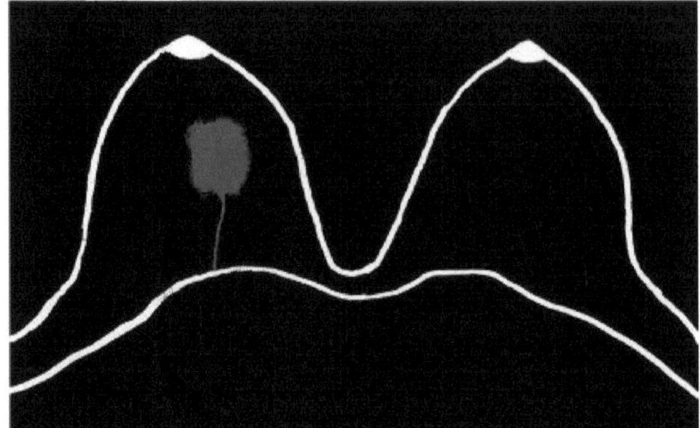

Fig. 83. Sinal de gancho, esquema.

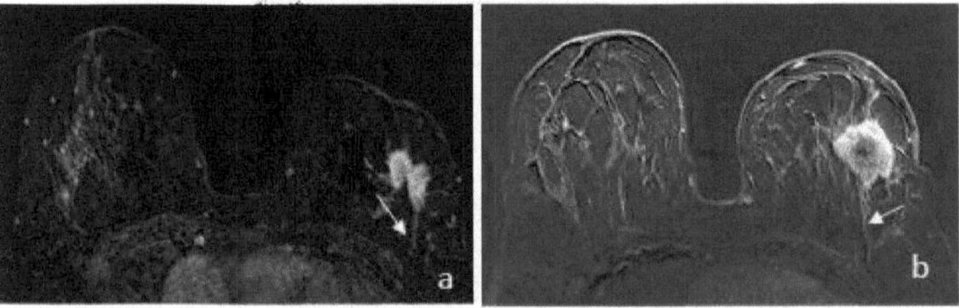

Fig. 84. Sinal do gancho secundário a uma reação desmoplásica. Sequências subtraído injetado (a+b). Massas de forma e contornos irregulares, com realce heterogéneo e presença de uma linha fina que vai da massa ao músculo peitoral, realçadas após injeção de meio de contraste (setas).

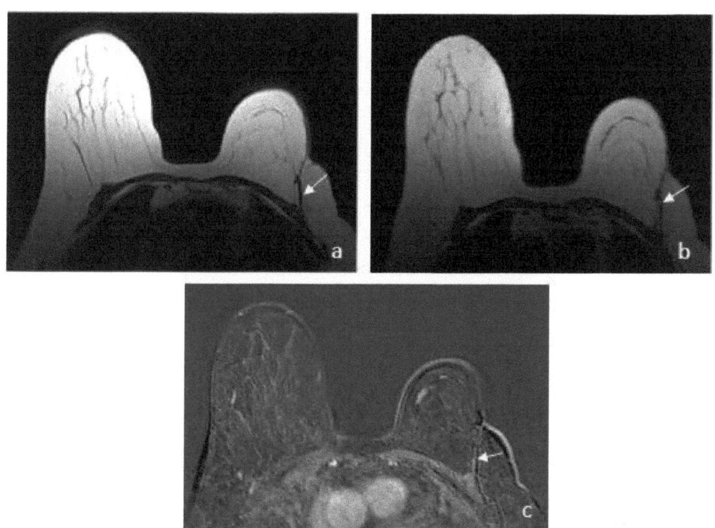

Fig. 85. Sinal do gancho no pós-operatório. Sequência ponderada em T2 (a), sequência ponderada em T1 (b) e sequência de subtração injectada (c). Fina linha fibrosa pós-operatória que vai do plano cutâneo ao músculo peitoral, sem realce após injeção de contraste (setas).

- (Edema perifocal

Um anel redematoso, completo ou incompleto, à volta da lesão (fig. 86). Este redema peri-lesional é sugestivo de uma lesão maligna com um mau prognóstico. Pode ser secundário ao aumento da atividade das enzimas angiogénicas do tumor [78] (fig. 87)

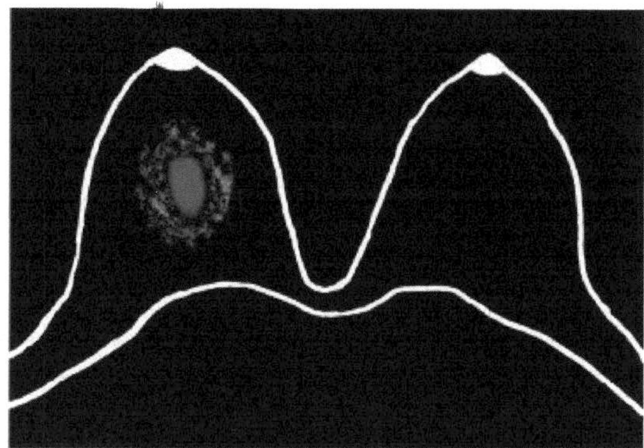

Fig. 86. Edema perifocal, diagrama.

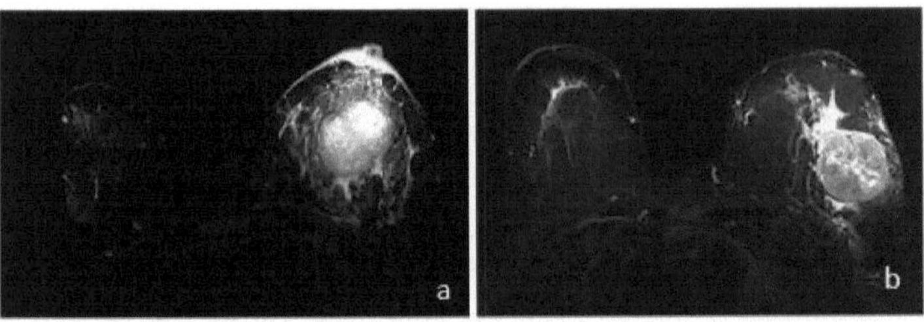

Fig. 87. Edema perifocal. Sequências ponderadas em T2 Fat Sat (a+b). Massas de forma e contorno irregulares, rodeadas por edema peri-lesional (setas).

- Signo do eclipse

Elevação da parede cística semelhante a um eclipse solar, encontrada em cistos inflamatórios (figs. 88 e 89).

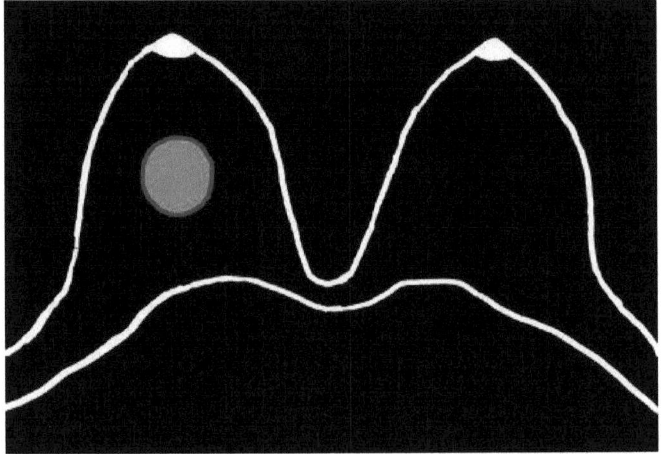

Fig. 88. Sinal de eclipse, diagrama.

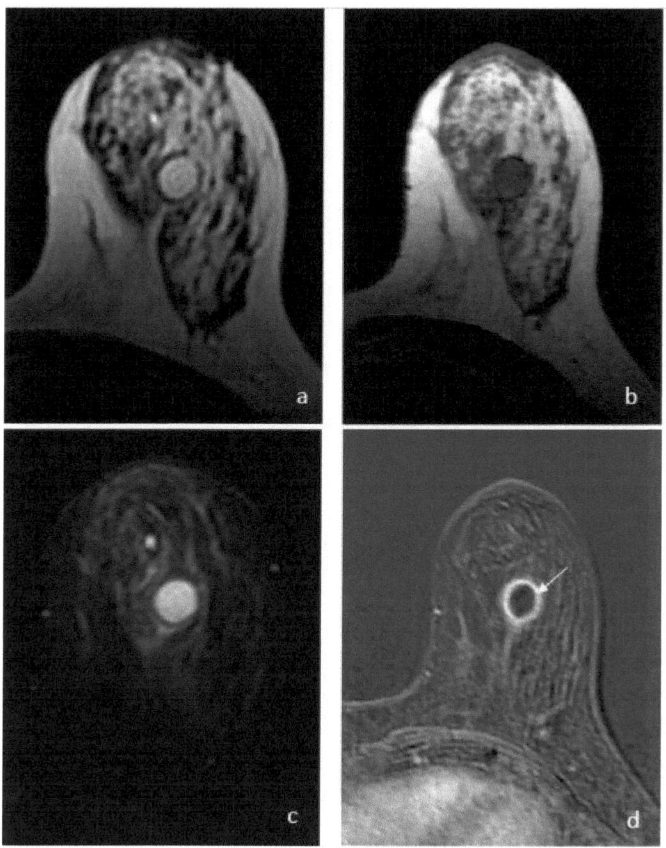

Fig. 89. Sinal de eclipse. Sequência ponderada em T2 (a), sequência ponderada em T1 (b), sequência ponderada em T2 Fat Sat (c) e sequência de subtração injectada (d). Lesão arredondada com contornos circunscritos, hipersinal em T2 e T2 Fat Sat, hipossinal em T1, parede espessada com hipossinal em T1 e T2, com realce após injeção de contraste, assemelhando-se a um eclipse solar (seta). Histologia: cisto inflamatório.

Invasão do músculo peitoral

A invasão do músculo peitoral é observada sob a forma de realce que se estende da massa maligna ao músculo peitoral (figs. 90 e 91).

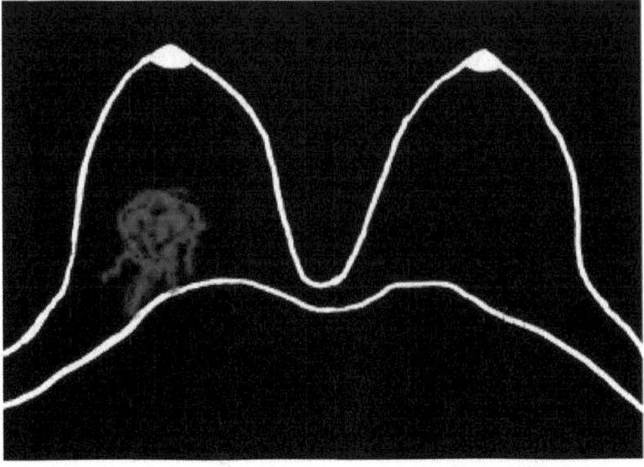

Fig. 90. Invasão do músculo peitoral, diagrama.

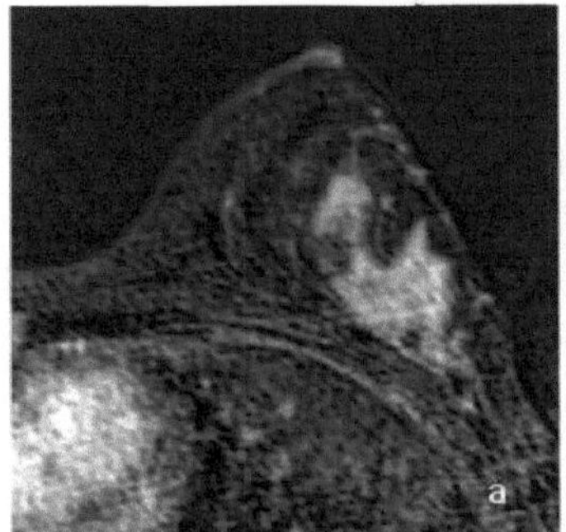

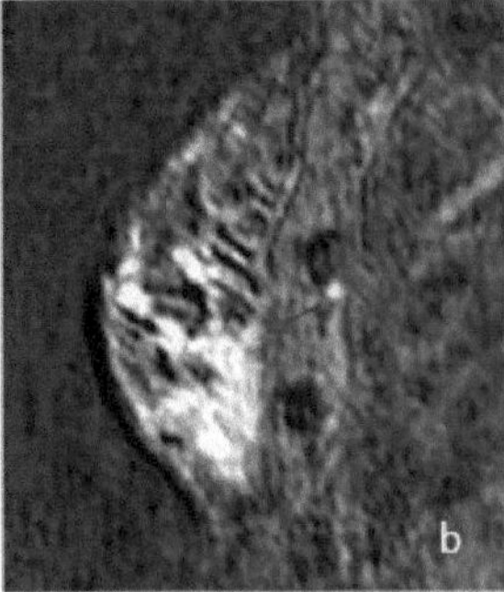

Fig. 91. Invasão do músculo peitoral. Sequências subtraídas injectadas, Secção axial (a) e secção sagital (b). Extensão ao músculo peitoral (setas).

- Retração do mamilo

O mamilo é retraído para dentro do tecido retroareolar (Fig. 92). A retração do mamilo é particularmente suspeita em casos de realce unilateral do mamilo (Fig. 93). Um mamilo retraído sem realce pode estar relacionado com uma variante do normal ou ser secundário a mastite, cirurgia ou irradiação.

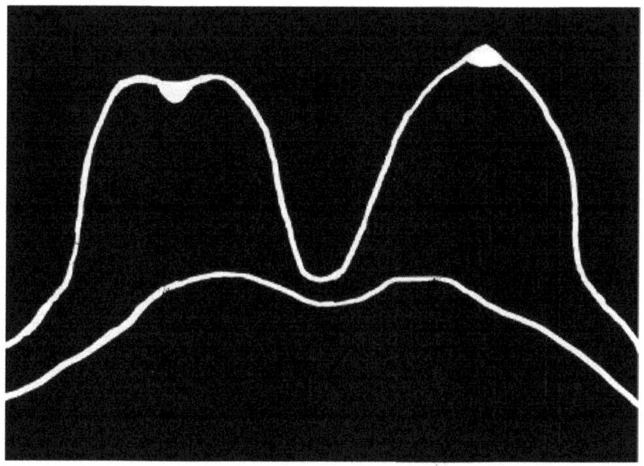

Fig. 92. Retração do mamilo, diagrama.

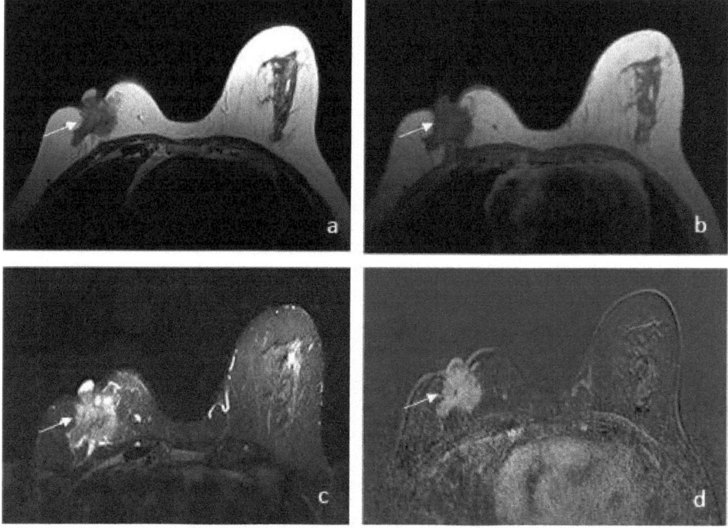

Fig. 93. Retração do mamilo. Sequência ponderada em T2 (a), sequência ponderada em T1 (b), sequência ponderada em T2 Fat Sat (c) e sequência de subtração injectada (d). Massa de forma e contornos irregulares, em T1, T2 e T2 Fat Sat hipopositiva, com realce heterogéneo após injeção de contraste, retraindo o mamilo (setas). Histologia: carcinoma infiltrativo inespecífico.

- Retração da pele

A retração cutânea é uma prega na pele e é um sinal clássico de lesões malignas, frequentemente associada a linhas finas realçadas após a injeção de meio de contraste entre a massa maligna e a cobertura cutânea (figs. 94 e 95). A retração da pele também pode ocorrer após cirurgia ou radioterapia (figs. 96 e 97).

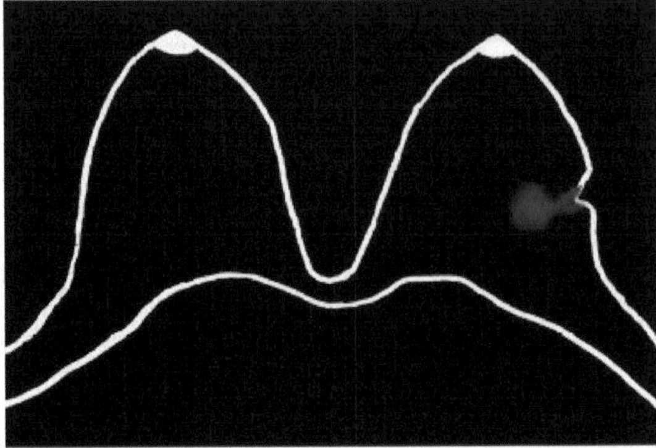

Fig. 94. Retração da pele secundária a uma massa maligna, diagrama.

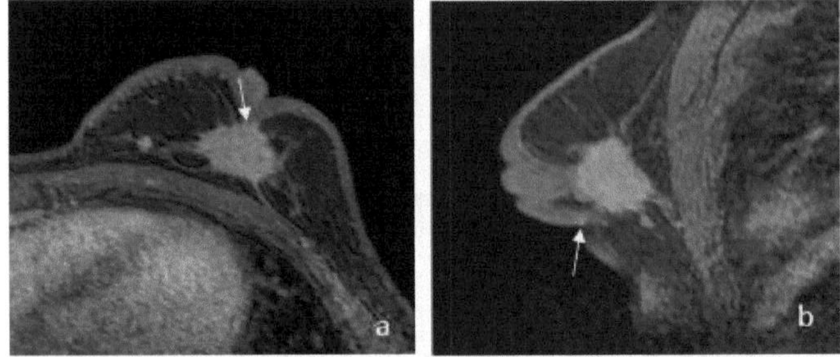

Fig. 95. Retração cutânea secundária a uma lesão maligna. Sequências injectadas subtraídas, corte axial (a) e corte sagital (b).

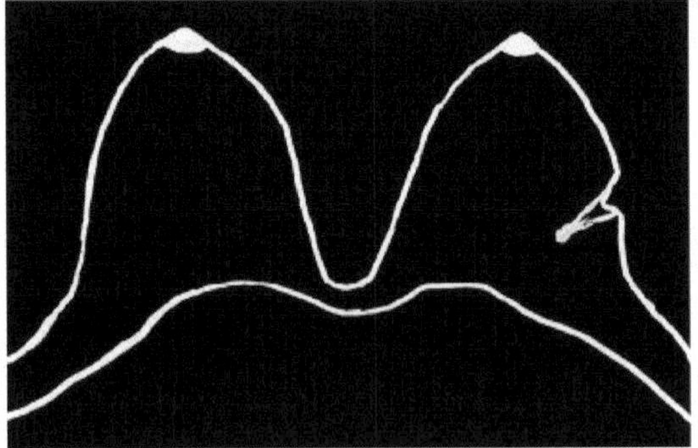

Fig. 96. Retração da pele no pós-operatório, diagrama.

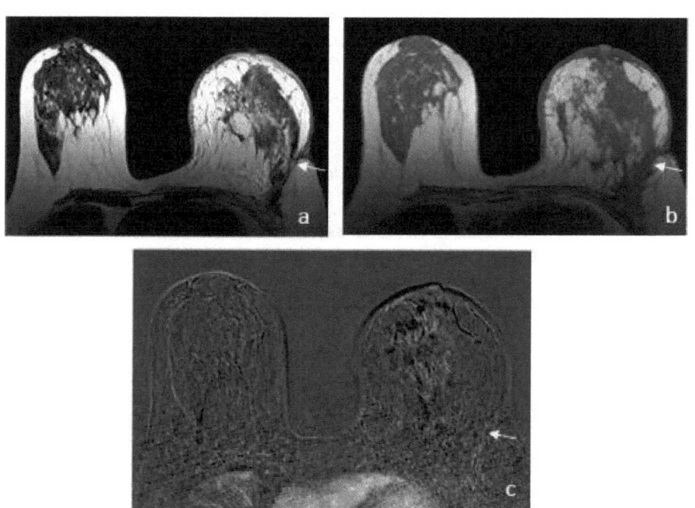

Fig. 97. Retração da pele no pós-operatório. Sequência ponderada em T2 (a), sequência ponderada em T1 (b) e sequência de subtração injectada (c). Retração cutânea pós-operatória em T1, hipossinal em T2, sem realce após injeção de meio de contraste (setas).

- Espessamento difuso unilateral da pele

A camada de pele é mais espessa do que a da mama contralateral (Fig. 98). Este espessamento difuso é uma consequência frequente de cirurgia, radioterapia ou mastite prévia [79] (fig. 99). Pode também ser observado na mastite carcinomatosa associada a outros sinais de malignidade, tais como massa, realce sem massa e redema [80] (fig. 100).

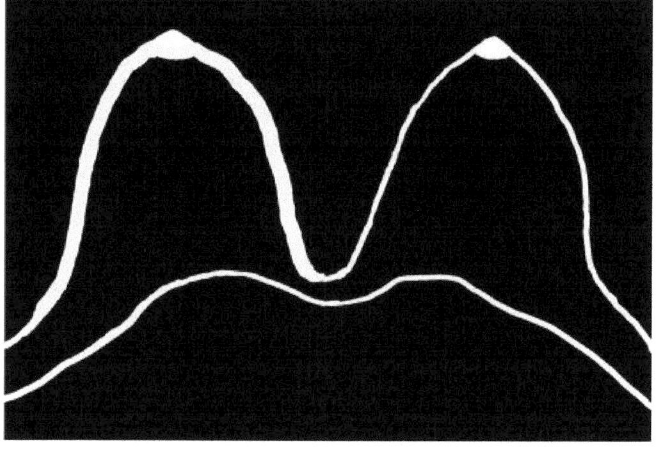

Fig. 98. Espessamento difuso unilateral da pele, diagrama.

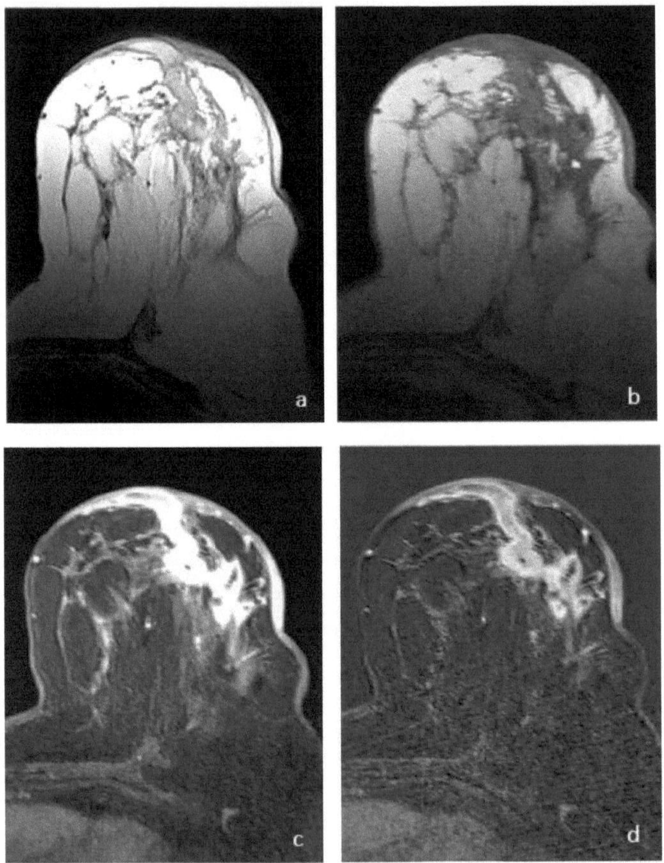

Fig. 99. Espessamento difuso unilateral da pele secundário a uma lesão maligna. Sequência ponderada em T2 (a), sequência ponderada em T1 (b), sequência T1 injectada nativa (c) e sequência injectada subtraída (d). Espessamento difuso da pele em hipossinal T2 e T1, com realce após injeção de meio de contraste, secundário a massa maligna.

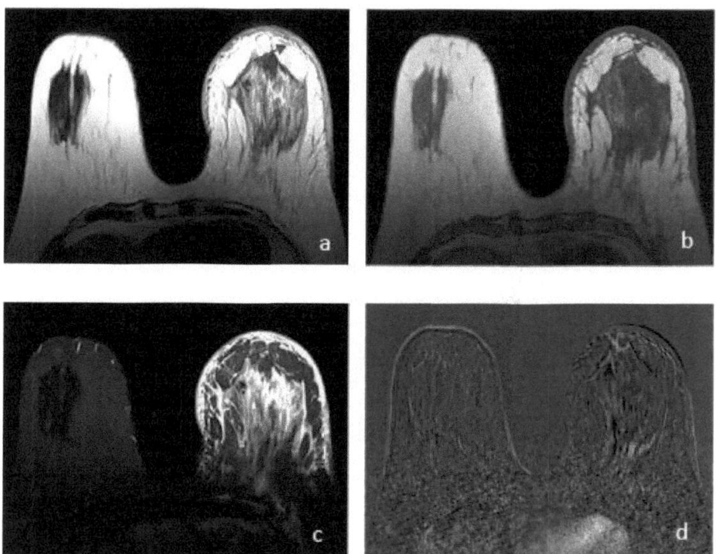

Fig. 100. Retração do mamilo secundária à radioterapia. Sequência em Sequência ponderada em T2 (a), sequência ponderada em T1 (b), sequência ponderada em T2 Fat Sat (c) e sequência de subtração injectada (d). Espessamento difuso da pele em T2 e T1 com hipossinal, T2 Fat Sat com hipersinal, sem realce após injeção de contraste secundário (setas).

- Aumento da vascularização subcutânea

A presença de vascularização subcutânea é frequentemente secundária a cirurgia ou radioterapia (figs. 101 e 102). O aumento da vascularização subcutânea pode ser observado nos carcinomas da mama, mas excecionalmente como um sinal isolado (fig. 103). A trombose vascular na mama contralateral (artéria e veia mamárias internas ou artéria e veia torácicas laterais) também é possível, mas muito rara.

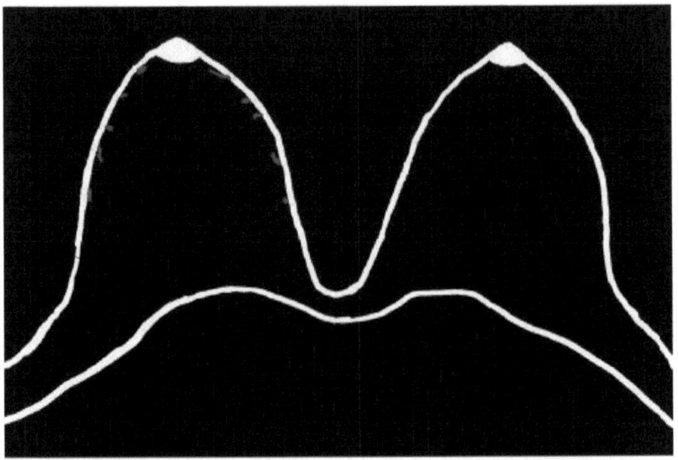

Fig. 101. Aumento da vascularização subcutânea, diagrama.

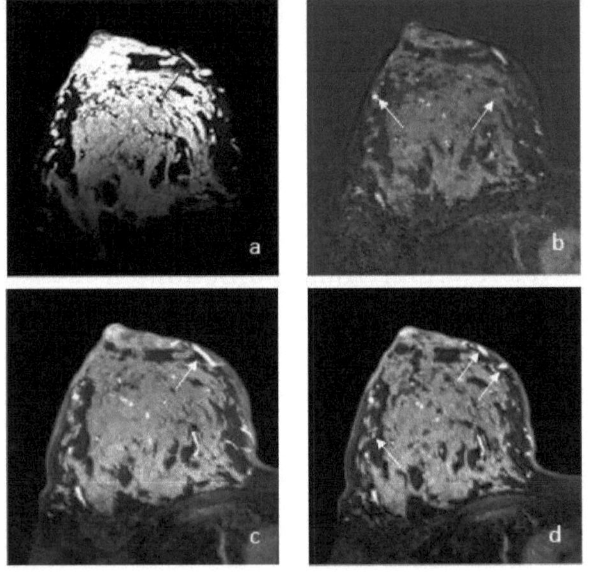

Fig. 102. Aumento da vascularização subcutânea pós-radiação. Sequência ponderada em T2 Fat Sat (a), sequência de subtração injectada (b) e sequência T1 injectada nativa (c + d). Aumento da vascularização subcutânea associado a edema do arcabouço fibro-glandular no hipersinal T2 Fat Sat pós-radiação (setas).

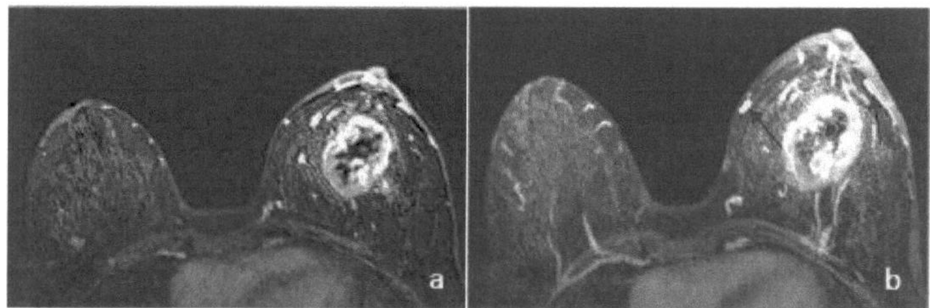

Fig. 103. Aumento da vascularização subcutânea secundária a uma lesão maligna. Sequência de subtração injectada (a), reconstrução MIP (b). Aumento da vascularização subcutânea associado a uma massa maligna com realce anular (setas).

- (Edema subcutâneo

Vermelhidão na região subcutânea, melhor apreciada nas imagens STIR ou TSE T2 (fig. 104). Este inchaço pode ser o resultado de radioterapia ou inflamação [81, 82] (fig. 105). Este facto é facilmente determinado a partir da história do doente. Se a radioterapia e a inflamação forem excluídas, deve suspeitar-se de mastite carcinomatosa.

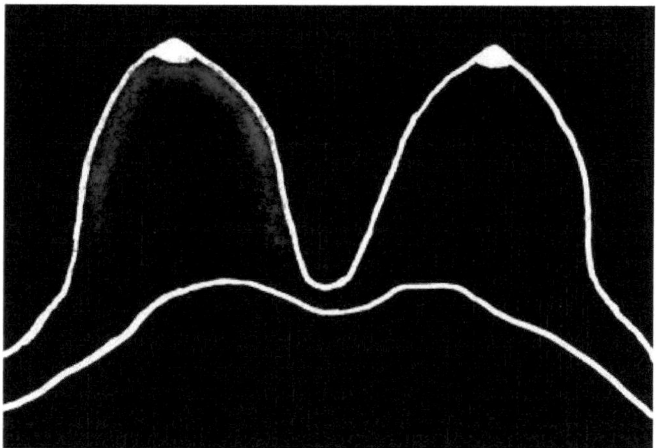

Fig. 104. Edema subcutâneo, diagrama.

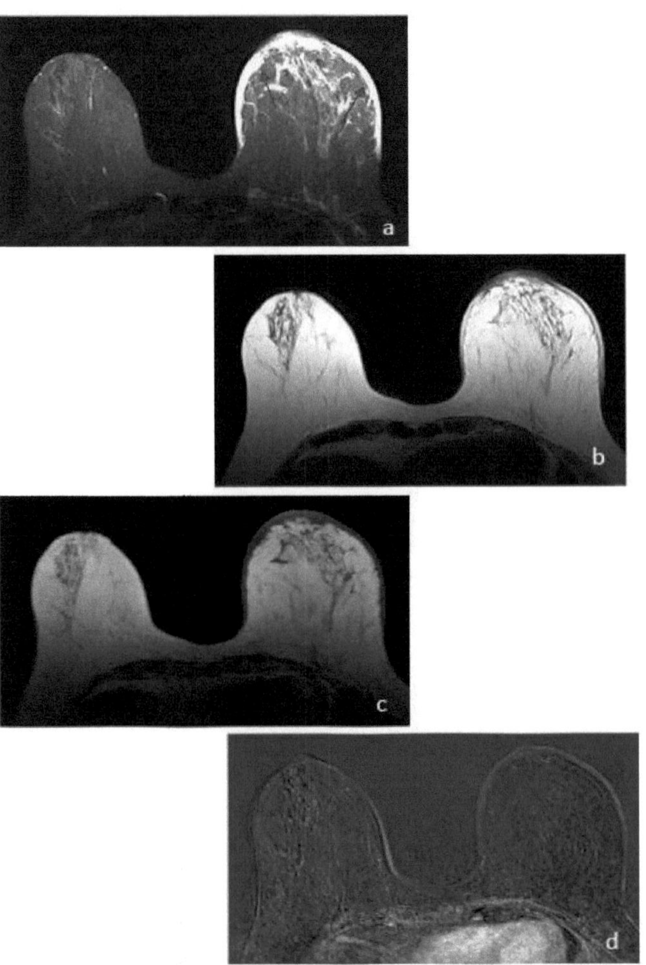

Fig. 105. Edema subcutâneo pós-radiação. Sequência ponderada em T2 Fat Sat (a), sequência ponderada em T2 (b), sequência ponderada em T1 (c) e sequência de subtração injectada (d). Edema subcutâneo em T2 fat-sat com hipersinal (setas) associado a espessamento cutâneo, em T1 e T2 com hipossinal, sem realce pós-radiação.

- (Edema unilateral

Presença de tumefação numa mama, detetável nas sequências TSE T2 ou melhor nas imagens STIR (fig. 106). A tumefação unilateral da mama é geralmente encontrada na mastite carcinomatosa [83-87] (fig. 107). No entanto, este sinal também está presente após cirurgia ou radioterapia. O inchaço é particularmente frequente após radioterapia e pode persistir durante vários anos [82, 85] (fig.

108).

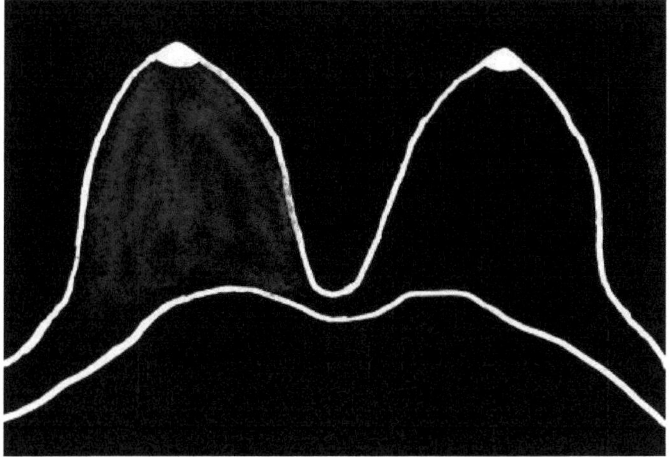

Fig. 106. Edema unilateral, diagrama.

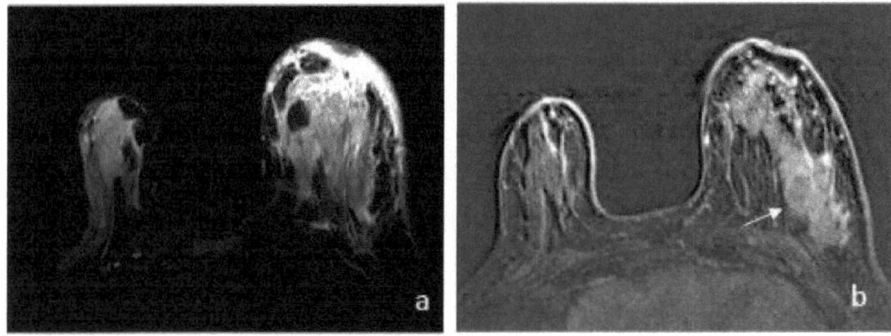

Fig. 107. Edema unilateral secundário a uma lesão maligna. Sequência ponderada em T2 Fat Sat (a) e sequência de subtração injectada (b). Edema unilateral esquerdo com hipersinal em T2 Fat Sat nas sequências injectadas, mostrando uma massa suspeita de malignidade com forma e contornos irregulares e realce heterogéneo (seta).

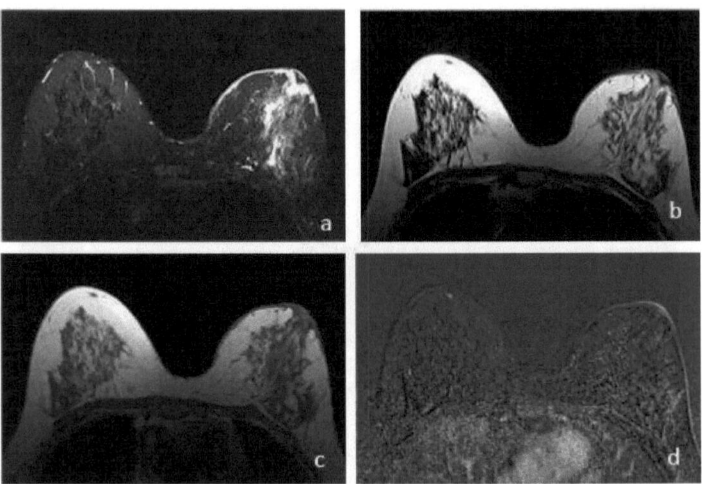

Fig. 108. Edema pós-radiação unilateral. Sequência ponderada em T2 Fat Sat (a), ponderada em T2 (b), sequência ponderada em T1 (c) e sequência de subtração injectada (d). Edema unilateral esquerdo com hipersinal T2 Fat Sat associado a espessamento cutâneo, com hipossinal T1 e T2 pós-radiação.

(Edema pré-peitoral

Edema localizado à frente do músculo peitoral (fig. 109). Como todos os sinais de edema, este sinal aparece melhor nas sequências STIR do que nas sequências T2 TSE (fig. 110). O edema pré-peitoral numa mama não tratada é fortemente sugestivo de uma lesão maligna. Isto deve-se provavelmente à invasão tumoral e ao aumento da atividade das enzimas angiogénicas ao longo do músculo peitoral [83, 84]. Outras causas de edema pré-peitoral são a cirurgia e a radioterapia [81, 82] (fig. 111).

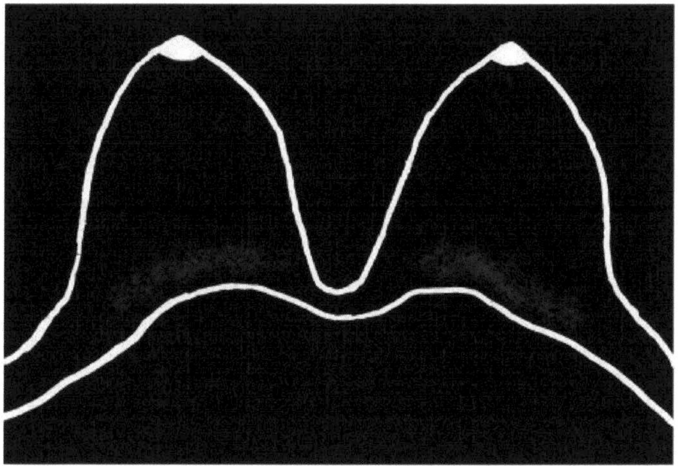

Fig. 109. Edema pré-peitoral, diagrama.

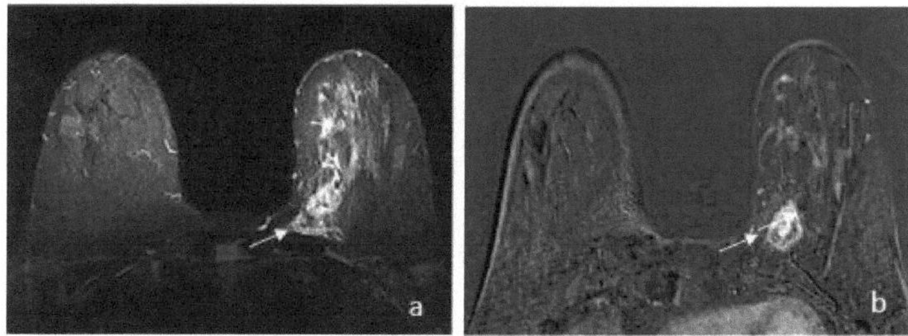

Fig. 110. Edema pré-peitoral secundário a uma lesão maligna. Sequência ponderada em T2 Fat Sat (a) e sequência de subtração injectada (b). Edema pré-peitoral esquerdo com hipersinal em T2 Fat Sat (seta) associado a massa suspeita de malignidade de forma e contornos irregulares, com realce heterogéneo (seta).

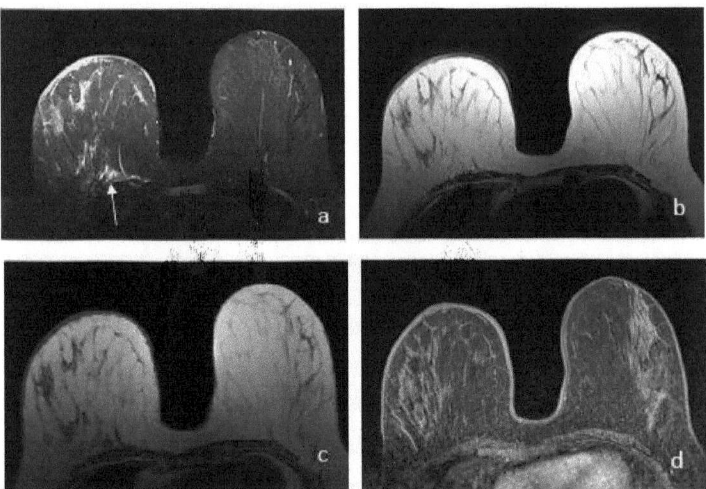

Fig. 111. Edema pré-peitoral pós-radiação. Sequência ponderada em T2 Fat Sat (a), ponderada em T2 (b), sequência ponderada em T1 (c) e sequência de subtração injectada (d). Edema pré-peitoral direito em hipersinal em T2 fat-sat (seta), sem tradução em T2, T1 e sequência injectada.

Adenopatia axilar

Linfonodo redondo ou esférico, com mais de 1 cm de diâmetro, com realce após injeção de meio de contraste (fig. 112). Nas imagens T1 e T2, o hipersinal do hilo linfonodal desaparece (fig. 113). Estes gânglios linfáticos são geralmente de origem metastática [88].

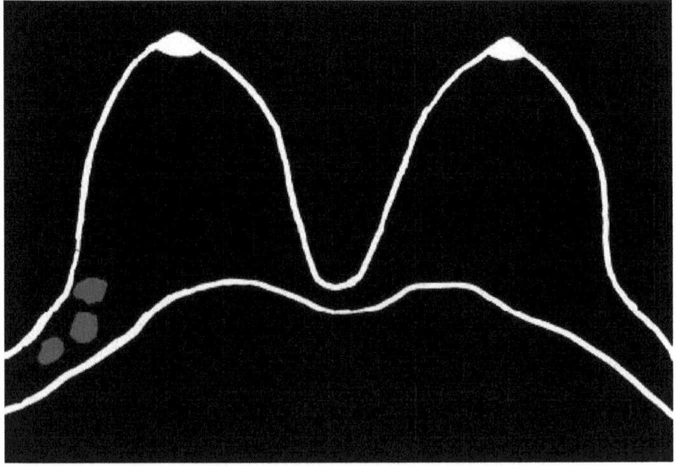

Fig. 112. Adenopatia axilar, diagrama.

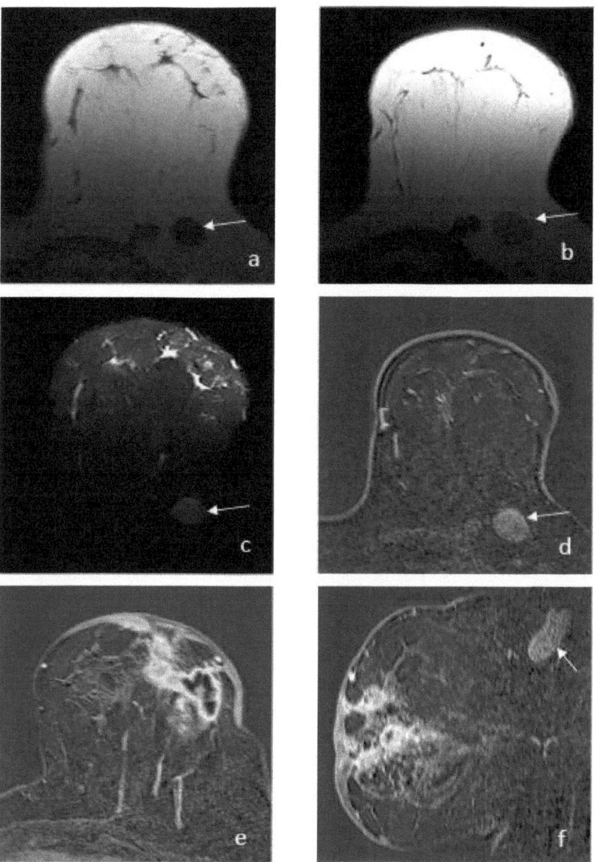

Fig. 113. Adenopatia axilar. Sequência ponderada em T2 (a), T1 (b), T2 Fat Sat (c) e sequência de subtração injectada, cortes axiais (d+e), corte sagital (f). Adenopatia axilar com hipossinal em T1 e T2, hipersinal em T2 Fat Sat, com realce após injeção de meio de contraste (setas) associada a massa maligna de forma e contornos irregulares, com realce heterogéneo (setas vermelhas).

A intensidade do sinal da lesão nas sequências ponderadas em T2 é inferior à intensidade do sinal do parênquima normal circundante (fig. 114). Uma lesão de baixa intensidade em T2 pode estar associada a fibroadenoma, cicatriz radial ou carcinoma, que geralmente apresenta sinais associados, como o sinal do gancho, lesão perifocal, etc. [89-91] (figs. 115 e 116).

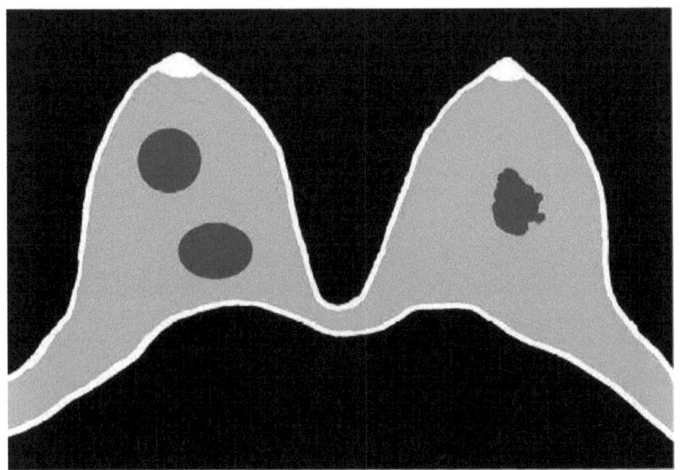

Fig. 114. Lesão T2 de baixa positividade, diagrama.

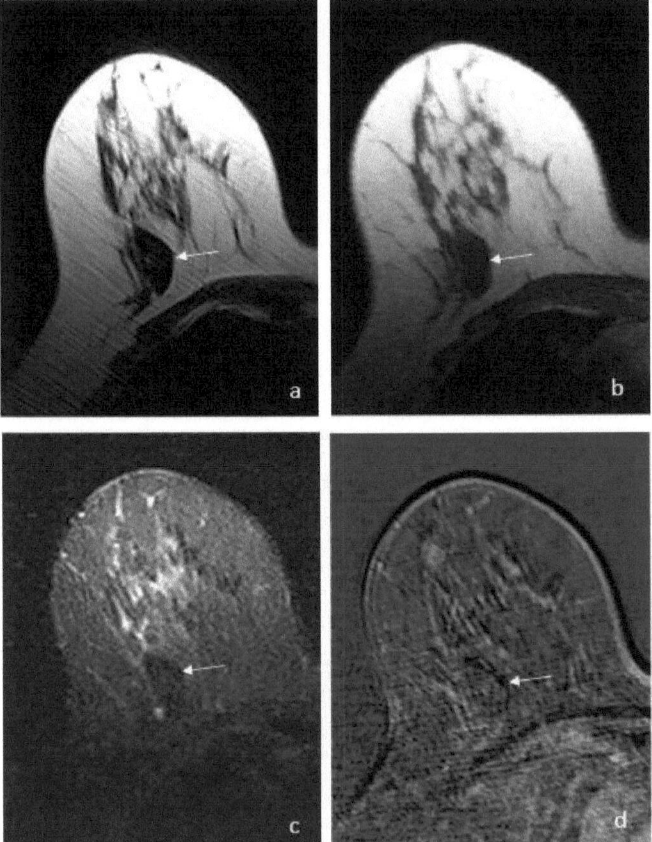

Fig. 115. Massa com hipossinal em T2. Sequência ponderada em T2 (a), sequência ponderada em T1 (b), sequência ponderada em T2 Fat Sat (c) e sequência de subtração injectada (d). Massa ovalada, de contornos circunscritos, com hipossinal em T1, T2 e T2 Fat Sat, fracamente realçada após injeção de contraste nas sequências subtraídas (setas). Histologia: fibroadenoma.

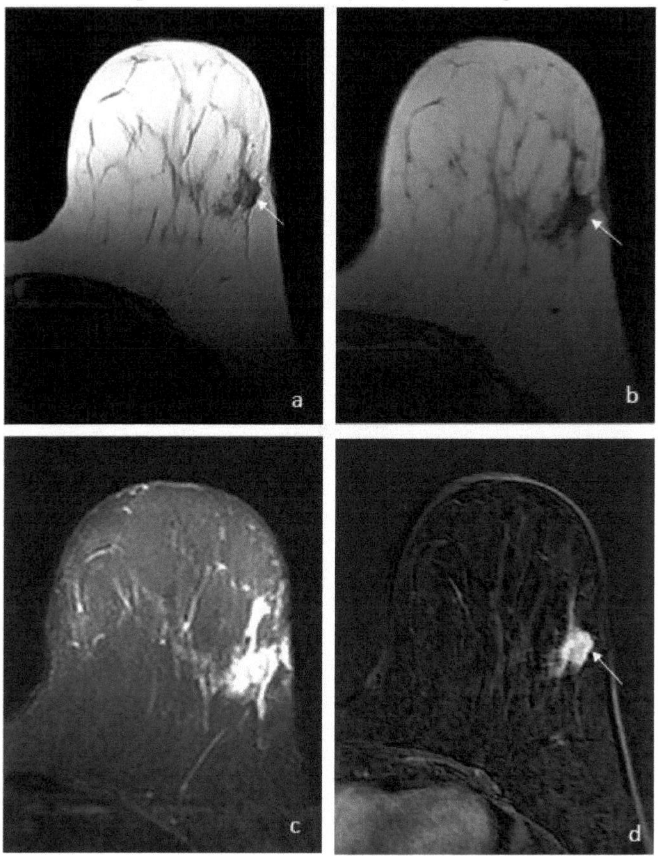

Fig. 116. Massa baixa em T2. Sequência ponderada em T2 (a), sequência ponderada em T1 (b), sequência T2 Fat Sat (c) e sequência de subtração injectada (d). Massa de forma e contornos irregulares, em hipersinal T1 e T2, com realce heterogéneo nas sequências injectadas (setas) rodeada de edema peri-lesional em hipersinal T2 Fat Sat (seta vermelha). Histologia: carcinoma infiltrativo inespecífico.

A intensidade de sinal da lesão nas sequências ponderadas em T2 é igual à do parênquima normal circundante (fig. 117). O sinal isointenso é geralmente observado nos fibroadenomas fibrosos e raramente nos fibroadenomas mixóides [91]. As lesões malignas podem ter um sinal isointenso, mas mais frequentemente um sinal T2 hipointenso (Fig. 118).

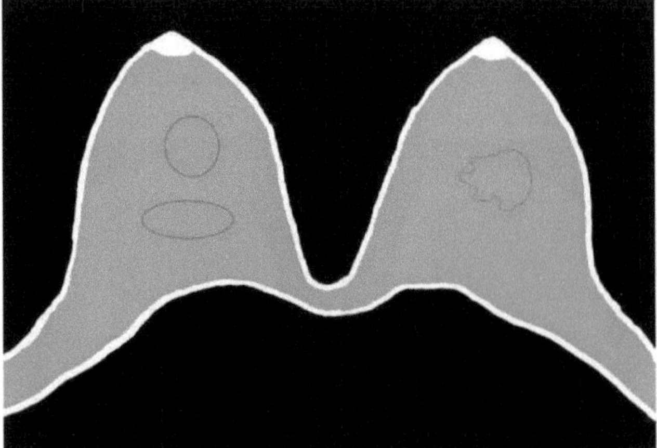

Fig. 117. Lesão de isossinal T2, diagrama.

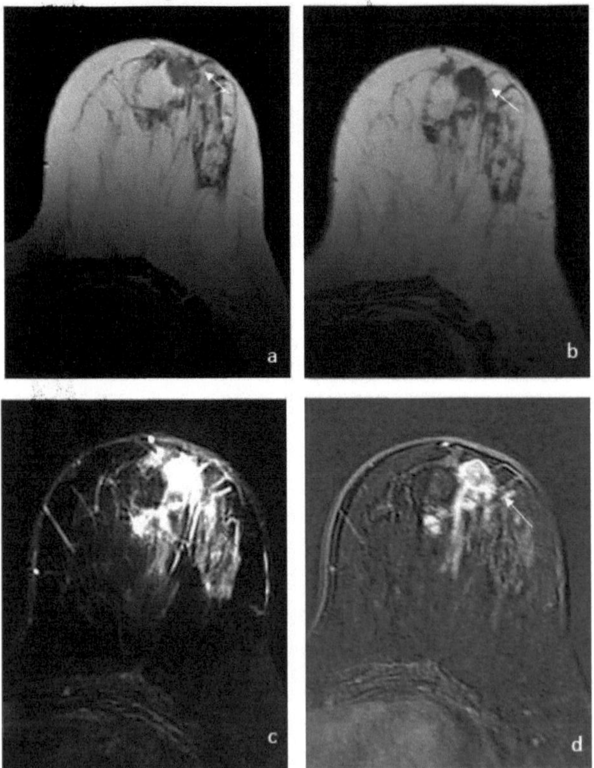

Fig. 118. Massa baixa em T2. Sequência ponderada em T2 (a), sequência ponderada em T1 (b), sequência T2 Fat Sat (c) e sequência de subtração injectada (d). Massa de forma e contornos irregulares, isossinal T2 ao parênquima normal, hipossinal T1, com realce heterogéneo nas sequências injectadas (setas) rodeada de edema peri-lesional em hipersinal T2 Fat Sat (seta vermelha). Histologia:

carcinoma infiltrativo inespecífico.

- Hipersinal T2

A intensidade de sinal da lesão nas sequências ponderadas em T2 é superior à intensidade de sinal do parênquima normal circundante (fig. 119). O hipersinal em T2 é encontrado nos quistos, cuja intensidade de sinal varia consoante o conteúdo líquido. O hipersinal em T2 pode também ser encontrado na citosteonecrose gordurosa e nos fibroadenomas mucinosos, em que o componente mesenquimal mucinoso é responsável pelo elevado sinal (figs. 120 e 121). As lesões malignas podem ser hiperintensas em T2 [92] (fig. 122).

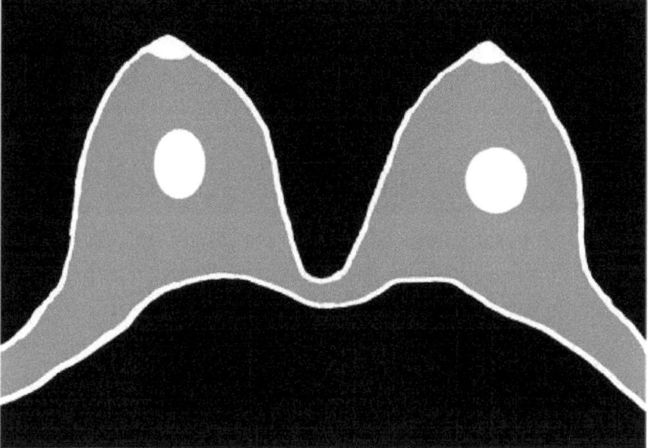

Fig. 119. Lesão de hipersinal em T2, diagrama.

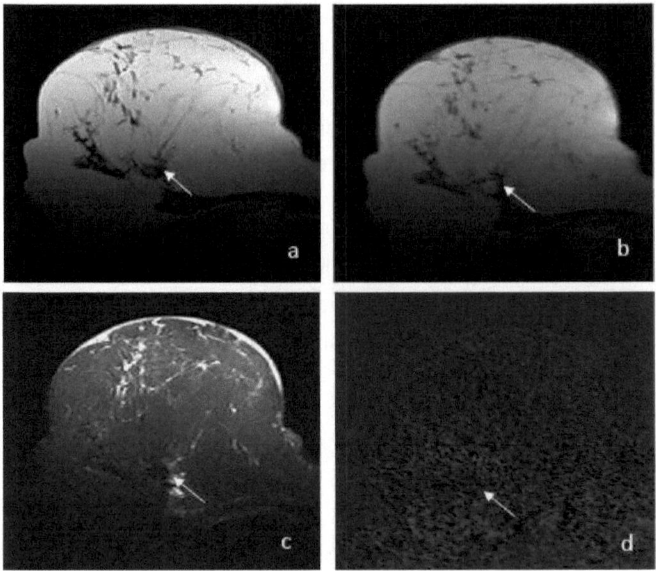

Fig. 120. Lesão de hipersinal em T2. Sequência ponderada em T2 (a), sequência ponderada em T1 (b), sequência ponderada em T2 Fat Sat (c) e sequência de subtração injectada (d). Lesão ovalada com contornos irregulares, hipersinal em T1, T2, hipossinal em T2 Fat Sat, sem realce após injeção de contraste nas sequências de subtração (setas). Histologia: citosteatonecrose.

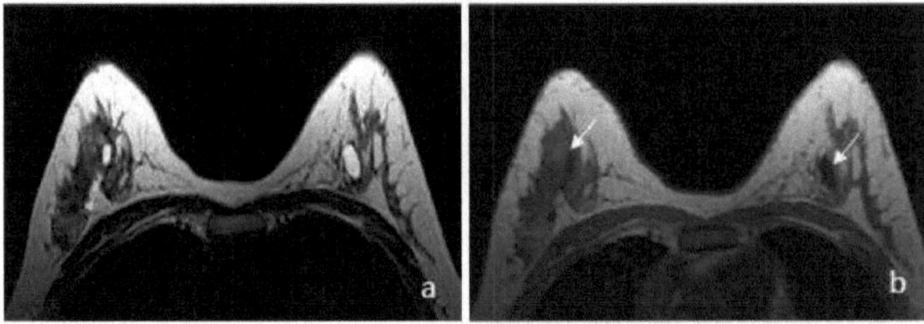

Fig. 121. Lesão de hipersinal em T2. Sequência ponderada em T2 (a), sequência ponderada em T1 (b). Múltiplas lesões ovais com contornos circunscritos, hipersinal T2, hipossinal T1 (setas). Histologia: Cistos simples

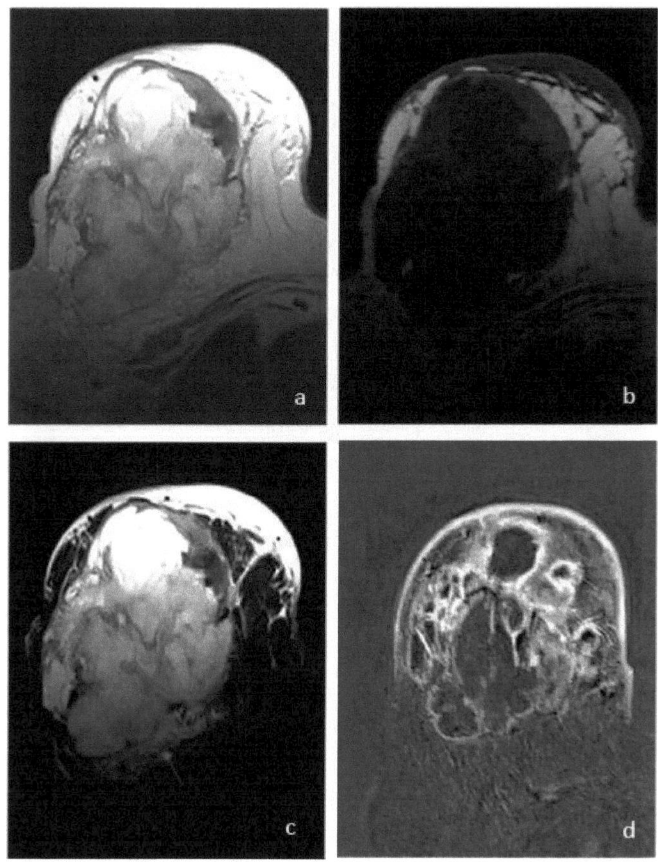

Fig. 122. Massa baixa em T2. Sequência ponderada em T2 (a), sequência ponderada em T1 (b), sequência T2 Fat Sat (c) e sequência de subtração injectada (d).

Massa volumosa de forma e contornos irregulares, hipersinal em T2 heterogéneo, hipossinal em T1 heterogéneo, realce anular nas sequências injectadas rodeado de edema peri-lesional em T2 Fat Sat hipersinal (seta vermelha). Histologia: carcinoma lobular infiltrativo.

- Lesão de hipersinal T1

A intensidade do sinal T1 da lesão mamária é superior à intensidade do sinal do parênquima mamário (fig. 123). O hipersinal T1 de uma lesão é favorável à benignidade. Pode tratar-se de uma lesão de citosteatonecrose ou de um quisto hemorrágico (fig. 124). Nas lesões malignas, o lipossarcoma apresenta um hipersinal em T1 devido ao seu componente adiposo [93, 94].

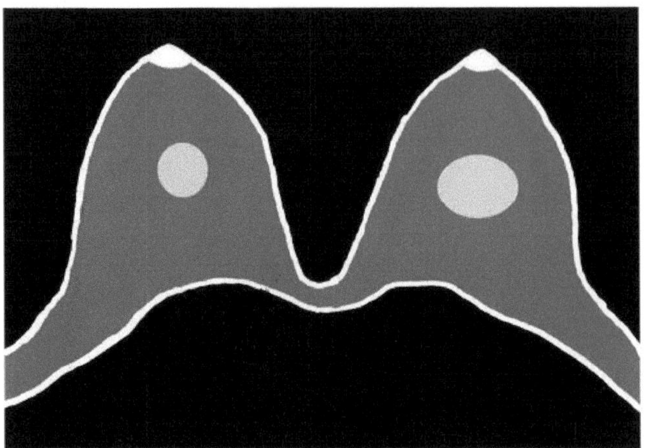

Fig. 123. Lesão de hipersinal em T1, diagrama.

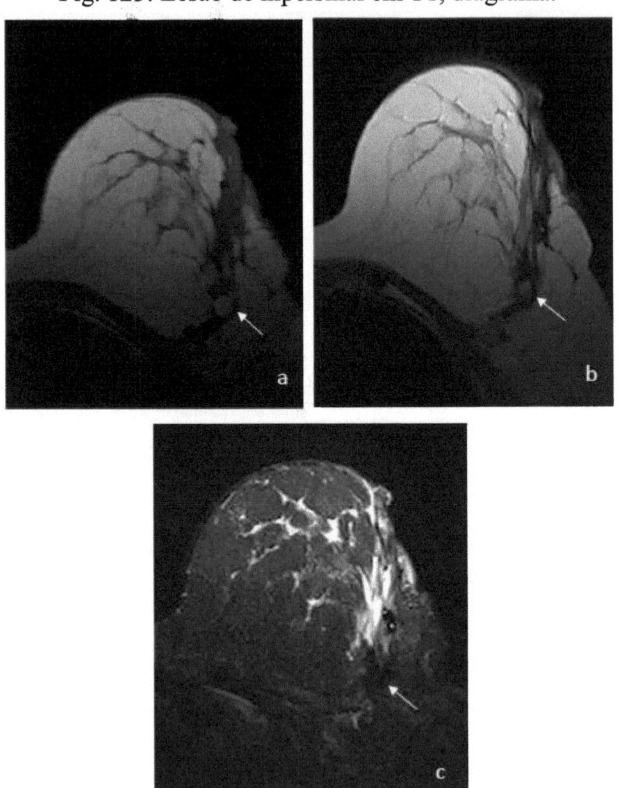

Fig. 124. Lesão de hipersinal em T1. Sequência ponderada em T2 (a), T1 (b) e T2 Fat Sat (c). Lesão arredondada com contornos circunscritos, hipersinal em T1 e T2 e hipossinal em T2 Fat Sat, (setas). Histologia: citosteatonecrose.

- ## Hipersinal intracanal T1

Elevada intensidade de sinal nas imagens ponderadas em T1 intracanal, sem realce após injeção de meio de contraste (fig. 125). Este hipersinal T1 intracanal está frequentemente associado a um papiloma que obstrui o ducto ou em casos de lactação. Um alto sinal intracanal unilateral pode ser encontrado após cirurgia ou radioterapia [81, 82] (fig. 126).

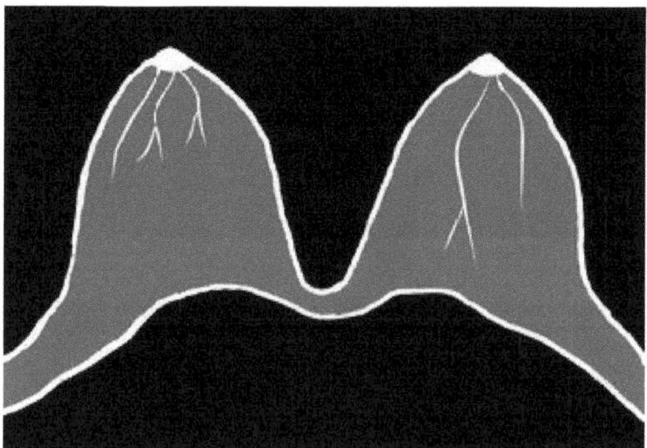

Fig. 125. Hipersinal T1 intracanal, diagrama.

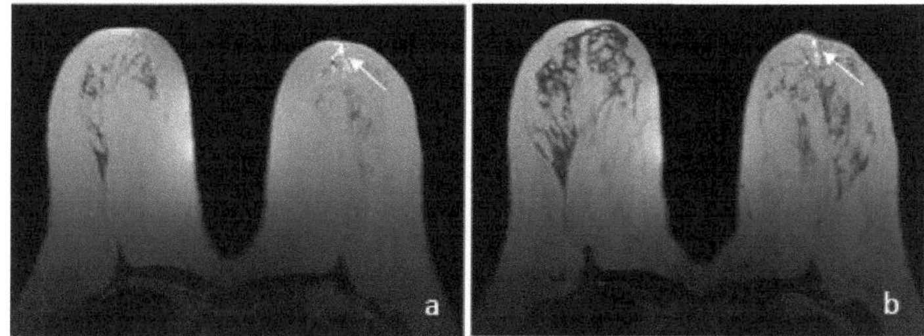

Fig. 126. Hipersinal T1 intracanal. Sequência ponderada em T1 (a+b). Hipersinal intra-ductal pós-operatório (setas).

- ## Nível líquido-líquido

Dois níveis de líquido intra-lesional (fig. 127). O conteúdo da lesão pode ser sangue-água, gordura-água ou água-água com um componente proteico diferente. O nível líquido-líquido é encontrado nos quistos inflamatórios, nos quistos após biópsia ou após a administração de anticoagulantes (fig. 128).

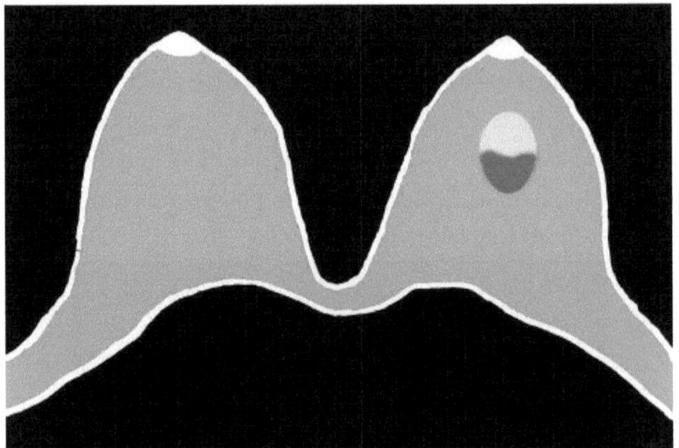

Fig. 127. Nível líquido-líquido, diagrama.

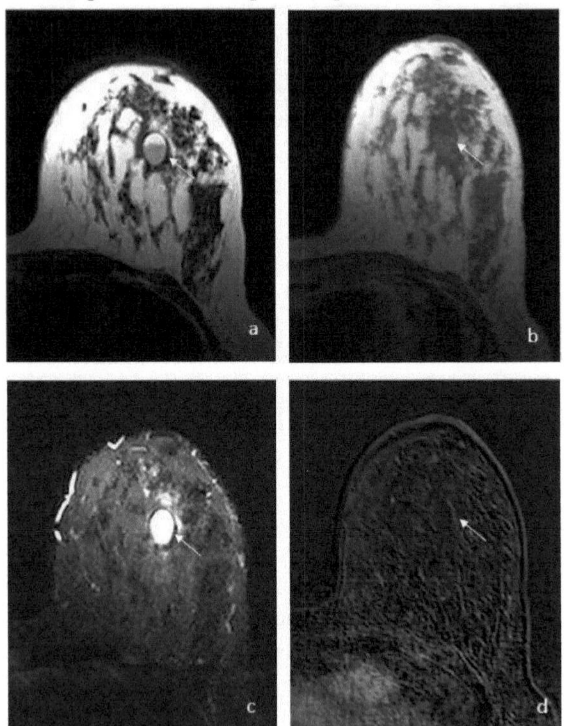

Fig. 128. Nível líquido-líquido. Sequência ponderada em T2 (a), sequência ponderada em T1 (b), sequência T2 Fat Sat (c) e sequência de subtração injectada (d). Lesão cística ovalada com contornos circunscritos, mostrando nível líquido-líquido com sinais diferentes em T2 e T1, sem realce nas sequências injectadas (setas). Histologia: Cisto inflamatório.

6. Como lidar com uma lesão na ressonância magnética da mama

A reunião dos sinais de RM descritos anteriormente permite propor uma classificação BI-RADS das lesões de acordo com os algoritmos ilustrados abaixo [95]. O raciocínio diagnóstico na RM mamária baseia-se na determinação do tipo de lesão.

BI-RADS 1 e 2: as investigações foram interrompidas.

BI-RADS 3: acompanhamento aos 4-6 meses por RM, em função do contexto (doente em risco), durante 2 anos, a menos que seja possível uma correlação mamográfica ou ecográfica a posteriori (imagens mamográficas ampliadas ou centradas, ecografia de segunda visualização), a fim de identificar uma lesão-alvo para uma eventual amostragem guiada por estas técnicas.

BI-RADS 4 e 5: deve ser considerada a colheita de amostras por via percutânea, utilizando a técnica que permita ver a anomalia, como a procura de microcalcificações na mamografia em caso de não-realce maciço, ou a ecografia de segunda análise [11]. Se não houver correlação com a mamografia ou a ecografia, deve ser considerada a colheita de amostras guiada por RM.

E, como é óbvio, uma RM negativa não exclui investigações adicionais, especialmente no caso de uma lesão clinicamente suspeita ou de uma lesão classificada como BI-RADS 4 ou 5 na mamografia e na ecografia.

6.1. Foco

O tratamento dos focos depende do facto de serem múltiplos ou únicos, bilaterais ou não, associados a sinais pejorativos ou não, numa mulher em risco ou não. Os focos bilaterais e múltiplos numa mulher sem risco, não menopáusica, sem sinais pejorativos associados, são a favor da benignidade, classificados como BI-RADS 2 (fig. 129). O seu grau de suspeição aumenta nas mulheres de risco, com um único ou poucos focos ou, no caso de uma lesão suspeita adjacente, a lesão classificada como BIRADS 3.

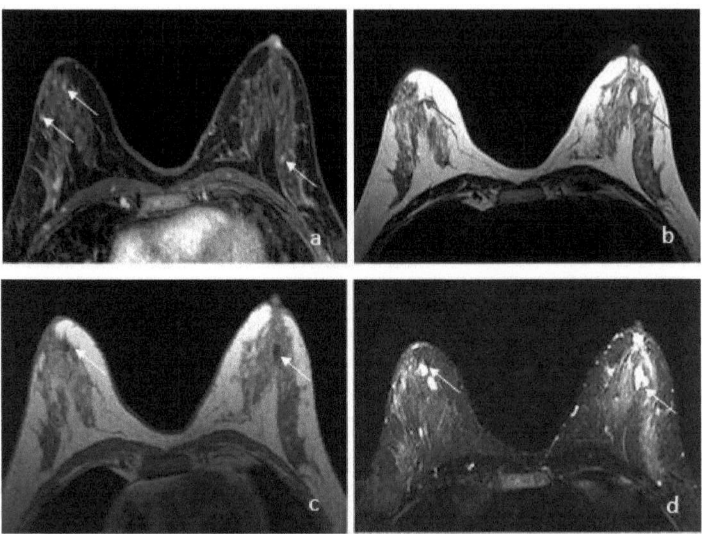

Fig. 129. Focos múltiplos. Sequência injectada (a), sequência ponderada em T2 (b), sequência ponderada em T1 (c) e sequência T2 Fat Sat (d). Focos múltiplos geralmente devidos a patologia benigna, como áreas de mastopatia fibrocística. Procurar sempre hipersinais em T2 (microcistos) (setas).

6.2. Massa

Todos os sinais RM de uma massa podem ser utilizados para propor uma classificação BIRADS de acordo com um algoritmo proposto por Chopier et al [95].

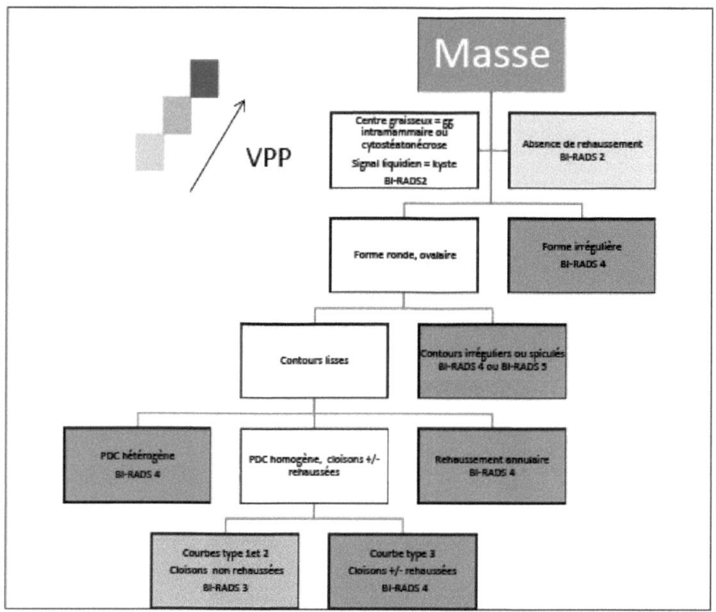

A análise do sinal nas séries ponderadas em T1 e T2 ajuda a reunir argumentos a favor da benignidade e evita interpretações erróneas, como no caso de uma lesão linfonodal intramamária ou de citoesteatonecrose, que geralmente apresentam um centro adiposo em T1 com hipersinal (figs. 130, 131). A ausência de realce é um argumento a favor da benignidade classificada como BI-RADS 2 (fig. 132).
A forma irregular tem a maior concordância inter-observadores a favor da malignidade e a forma oval e redonda a favor da benignidade [96] (fig. 133). A análise do contorno é a caraterística mais discriminante (fig. 134). É também a mais temida entre observadores [97]. A natureza espiculada de uma massa deve, por isso, ser avaliada no BI-RADS 5, tal como na mamografia (fig. 135). O realce anelar é altamente sugestivo de malignidade, desde que os quistos inflamatórios (hipersinal em T2), a cistadenonecrose (hipersinal em contexto e T1) e os gânglios linfáticos intra-mamários (hipersinal em T1) tenham sido excluídos (fig. 136).

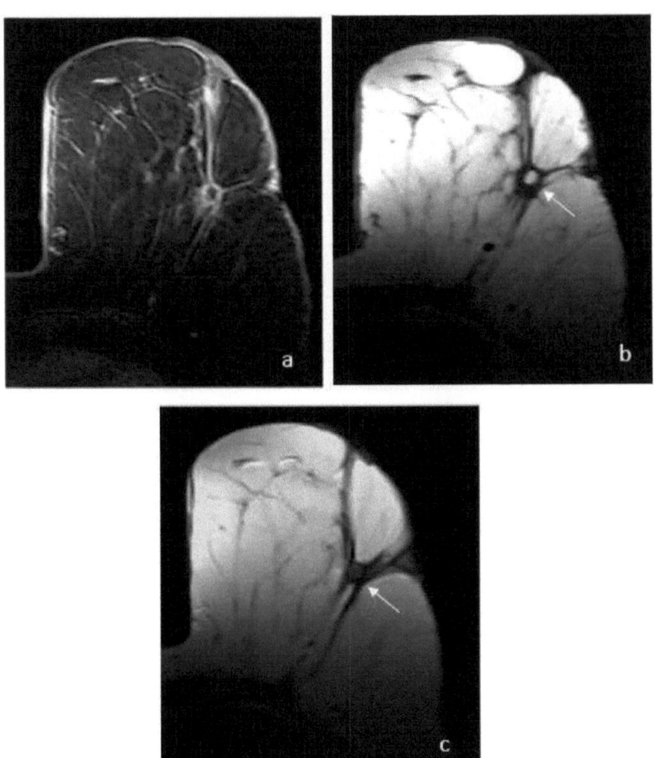

Fig. 130. Sequência de subtração injectada (a), sequência ponderada em T2 (b) e sequência ponderada em T1 (c). Lesão de forma irregular com contornos espiculados e realce anular, classificada como BI-RADS 5 nas sequências injectadas. É fundamental a análise das sequências T2 e T1 não injectadas. A lesão é T1, T2 com hipersinal (setas), reclassificada como BI-RADS 2. Histologia: Citosteatonecrose.

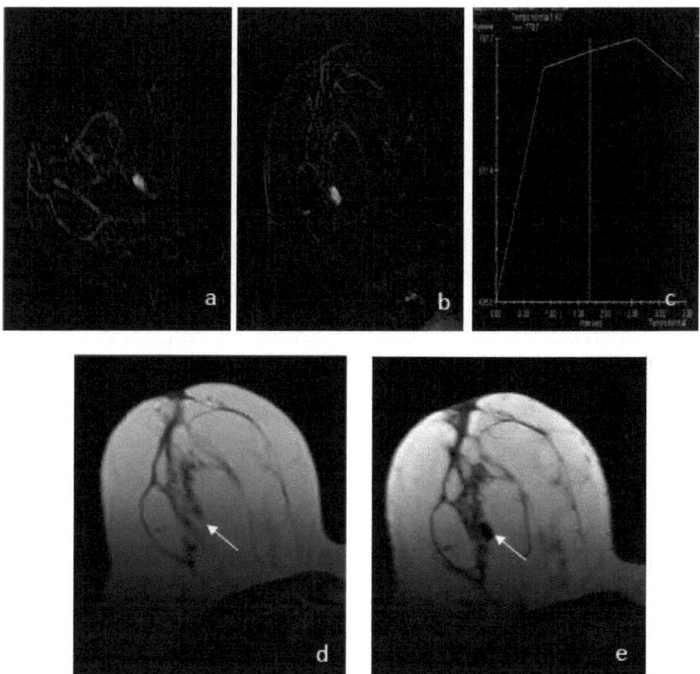

Fig. 131. Sequência de subtração injectada (a+b), curva de realce (c), sequência ponderada em T2 (d) e sequência ponderada em T1 (e). Massa de forma oval com contornos circunscritos, realce interno homogéneo com curva de realce tipo 3, classificada como BI-RADS 4 nas sequências injectadas. Observar sempre as sequências T2 e T1 não injectadas. Massa ovalada com entalhe, hipersinal em T2, hipersinal em T1 central (setas), reclassificada como BI-RADS 2. Histologia: Gânglio intramamário.

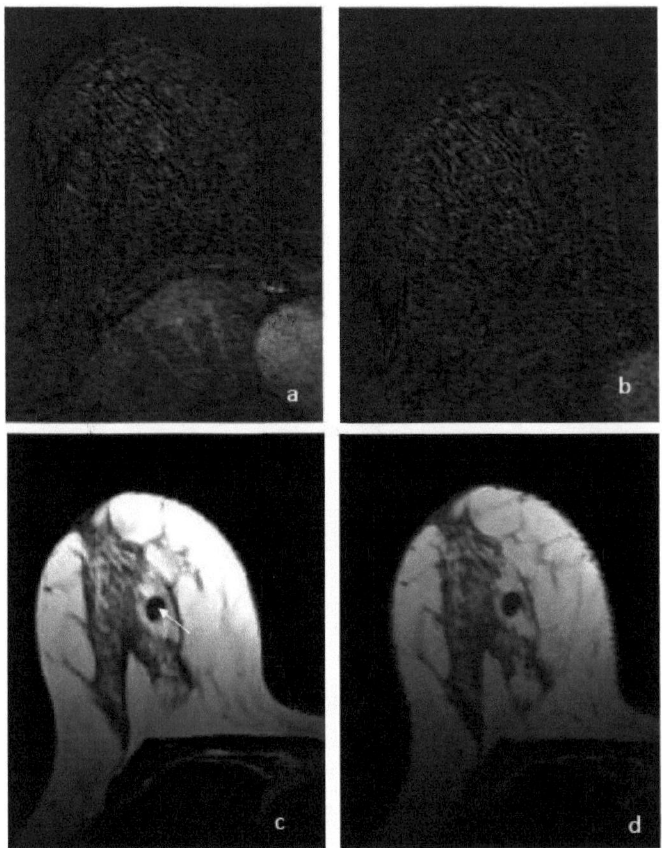

Fig. 132. Sequência de subtração injectada (a+b), sequência ponderada em T2 (c) e sequência ponderada em T1 (d). Massa sem realce nas sequências não injectadas, massa ovalada, hipossinal em T1 e T2 com partições internas particularmente visíveis na ponderação em T2, classificada como BI-RADS 2 (seta). Histologia: Fibroadenoma.

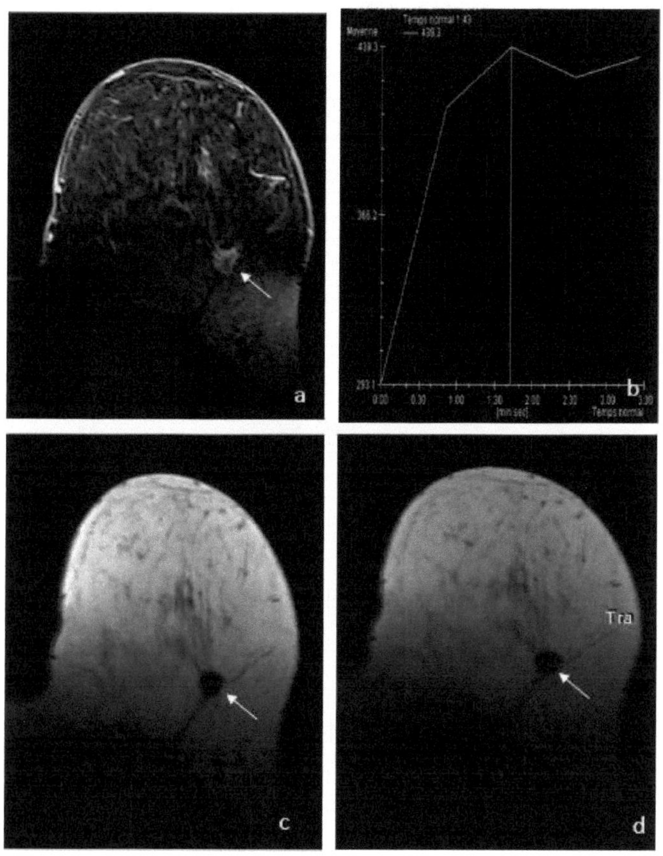

Fig. 133. Sequência de subtração injectada (a), curva de realce (b), sequência ponderada em T2 (c) e sequência ponderada em T1 (d). Massa redonda, espiculada, com realce heterogéneo nas sequências injectadas com curva de realce tipo 3, em T1 e T2 com hipossinal, classificada como BI-RADS 5 (setas). Histologia: carcinoma infiltrativo inespecífico.

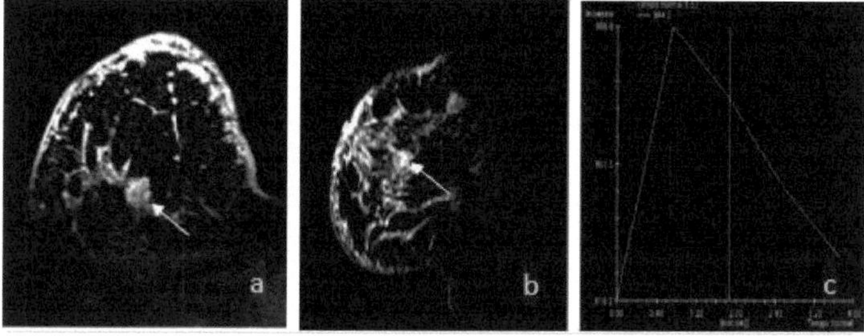

Fig. 134. Sequência de subtração injectada, corte axial (a), corte sagital (b), curva de realce (c). Massa de forma irregular com contornos irregulares e realce

heterogéneo nas sequências injectadas com curva de realce tipo 3, classificada como BI-RADS 5 (setas). Histologia: carcinoma infiltrativo inespecífico.

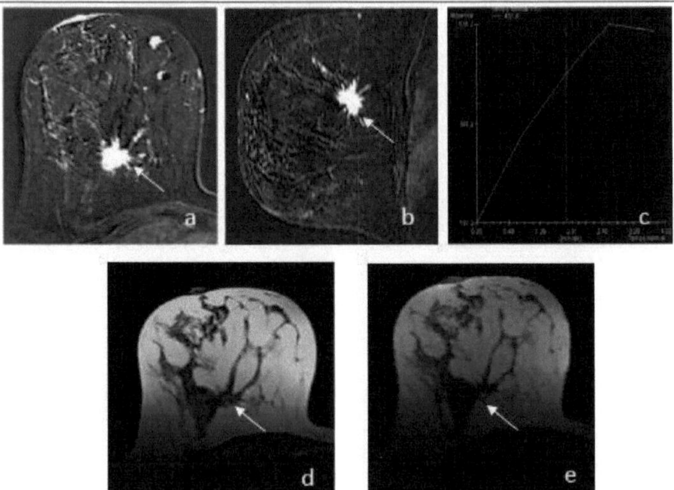

Fig. 135. Sequências injectadas subtraídas, corte axial (a), corte sagital (b), curva de realce (c), sequência ponderada em T2 (d) e sequência ponderada em T1 (e). Massa de forma irregular com contornos espiculados e realce heterogéneo nas sequências injectadas com curva de realce tipo 1, hipossinal em T1 e T2, classificada como BI-RADS 5 (setas). Uma massa espiculada é classificada como BI-RADS 5.
A análise cinética é desnecessária.

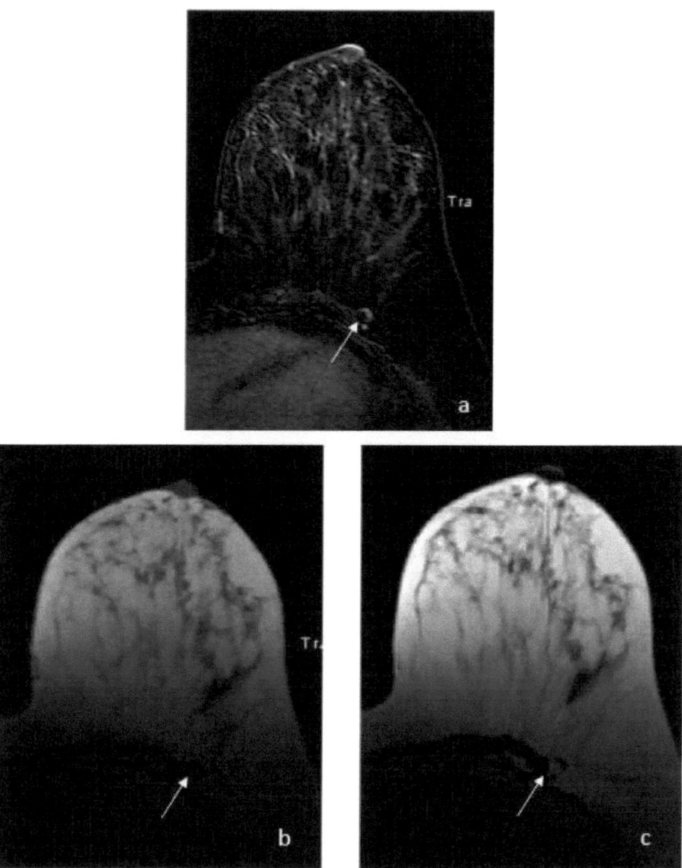

Fig. 136. Sequência de subtração injectada (a), sequência ponderada em T2 (b) e sequência ponderada em T1 (c). Realce anular nas sequências injectadas. É importante observar as sequências T2 e T1, pois uma massa ovalada apresenta-se com um entalhe, em hipersinal T2, hipersinal T1 central (setas), reclassificada como BI-RADS 2. Histologia: Gânglio intramamário.

6.3. Criação sem massa

Todos os sinais de RM de não realce de massa são utilizados para propor uma classificação BI-RADS de acordo com um algoritmo proposto por Chopier et al [95].

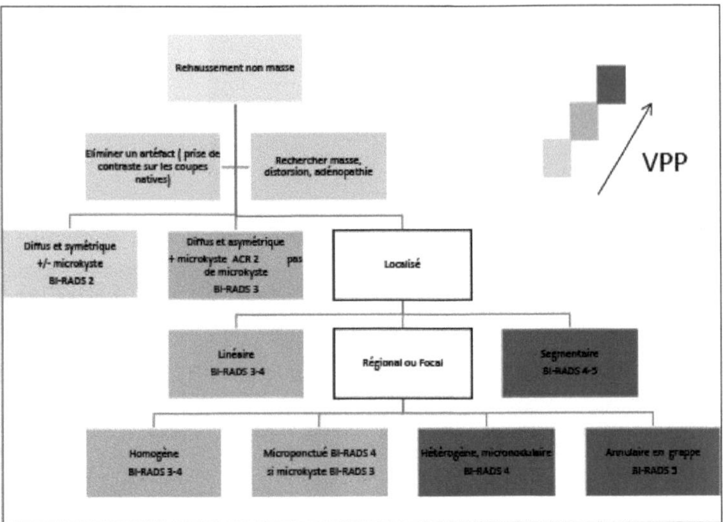

O realce sem massa é um processo que não ocupa um volume e não é visível em sequências não injectadas. É detectado em sequências pós-injeção.
Antes da interpretação, verificar sempre o estado hormonal da doente através de um questionário (DDR, tratamento hormonal) e, se necessário, repetir a RM numa altura diferente do ciclo (7.º a 14.º dia do ciclo) ou após 2 meses de paragem do tratamento hormonal [98].
É sistematicamente confirmado que não se trata de um artefacto de deslocamento, visualizando este realce nas sequências nativas injectadas e que não é visualizada qualquer massa nas sequências não injectadas, a fim de confirmar o diagnóstico de realce sem massa [99].
A ausência de realce associado a uma massa suspeita ou adenopatia é sugestiva de malignidade (fig. 137). A presença de microcistos nas sequências ponderadas em T2 dentro de um realce não-massivo micropunctado bilateral e simétrico é sugestiva de mastopatia fibrocística, classificada como BI-RADS 2.
O realce linear não maciço é de prevalência variável. O valor preditivo positivo de malignidade varia de 26% a 84% [72]. O realce linear não maciço que converge para o mamilo micronodular é mais suspeito de malignidade do que o realce linear não maciço homogéneo (35% versus 14% de malignidade) [72].
O realce segmentar não-massa é o mais suspeito dos realces não-massa. O seu

valor preditivo positivo é de 67-100% [68]. O realce segmentar não-massivo é classificado como BI-RADS 5, tal como para as microcalcificações mamográficas. A análise cinética é desnecessária.

O realce regional ou focal não maciço tem um valor preditivo positivo de aproximadamente 21% [70]. Quando o realce não-massivo é homogéneo ou micropunctado, o valor preditivo positivo a favor de malignidade é baixo, com valores inferiores a 5% quando é homogéneo e 25% quando é micropunctado, mas este valor preditivo positivo diminui quando estão presentes microcistos em T2, sugerindo distrofia fibrocística [70].

O realce não maciço de um tipo heterogéneo, micronodular ou anular é mais presuntivo de malignidade [70].

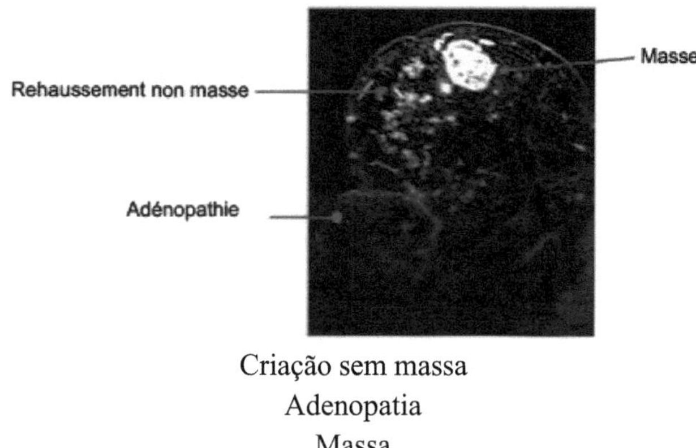

Criação sem massa
Adenopatia
Massa

Fig. 137. Sequência de subtração injectada. Realce não-micronodular associado a massa suspeita e adenopatia axilar, classificada BI-RADS 5.

CAPÍTULO 7

7. Implantes mamários

Os implantes mamários são colocados para fins de reconstrução após mastectomia ou para fins estéticos, como o aumento do peito [100, 101].

7.1. Assento da prótese mamária

São possíveis duas posições anatómicas para o implante mamário (fig. 138):

- o uma topografia retroglandular, com o implante localizado atrás do tecido fibroglandular e à frente do músculo peitoral maior;
- o uma topografia retro-peitoral, com o implante localizado atrás do músculo peitoral maior e à frente do músculo peitoral menor. Nos casos de reconstrução mamária, o implante é colocado retro-pectivamente para evitar o contacto direto da prótese mamária com a pele.

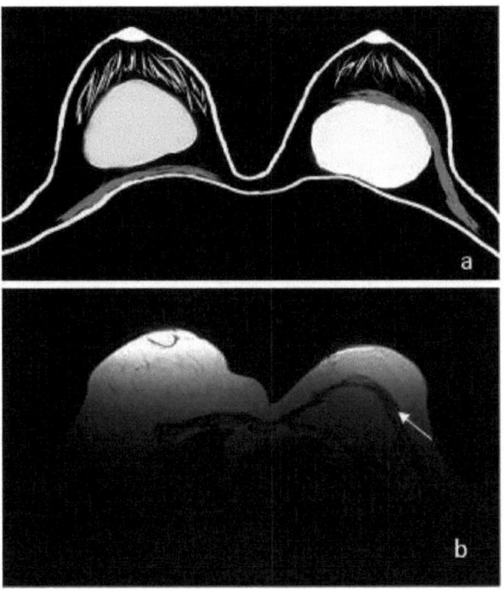

Fig. 138. Assento da prótese mamária. Diagrama (a), topografia retroglandular à esquerda da imagem e topografia retro-peitoral à direita da imagem. Sequência ponderada em T2 (b), prótese em posição retro-peitoral (seta).

7.2. Tipos de implantes mamários

Existem vários tipos de implantes. Todos os implantes mamários são feitos de um revestimento exterior de silicone "elastomérico", devido à sua superfície lisa e texturada.

7.2.1. Implantes mamários de compartimento único

Dois tipos de implantes (fig. 139):

- o os implantes mamários são completamente preenchidos com soro fisiológico estéril (solução salina);

o Os implantes mamários são completamente preenchidos com gel de silicone coesivo. Podem ter diferentes níveis de firmeza e proporcionar uma textura próxima da de um seio normal.

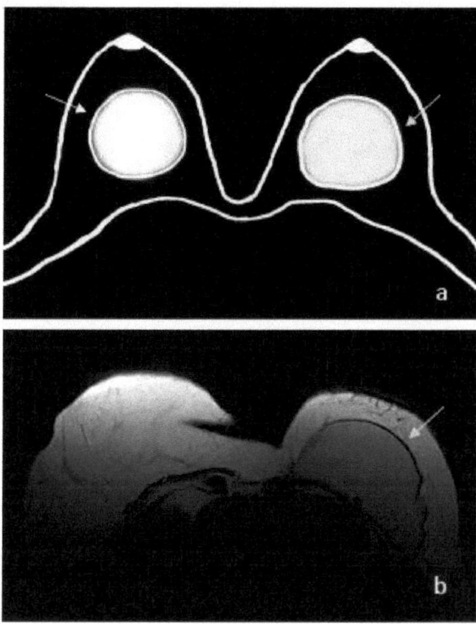

Fig. 139. Implantes mamários de compartimento único. Diagrama (a), prótese solução salina (seta branca) e prótese de silicone (seta amarela). Imagem ponderada em T2 (b), prótese de silicone (seta).

7.2.2. Implantes mamários bicompartimentais

Os implantes mamários, conhecidos como "próteses de Beker", são constituídos por um compartimento periférico preenchido com silicone e um compartimento central preenchido com uma solução salina insuflável (fig. 140). Este tipo de prótese é geralmente proposto durante a reconstrução mamária em pacientes que apresentam uma redução da elasticidade da pele pós-terapêutica ou uma bolsa protésica de volume reduzido. O compartimento central é progressivamente preenchido com soro fisiológico até se obter o volume final desejado.

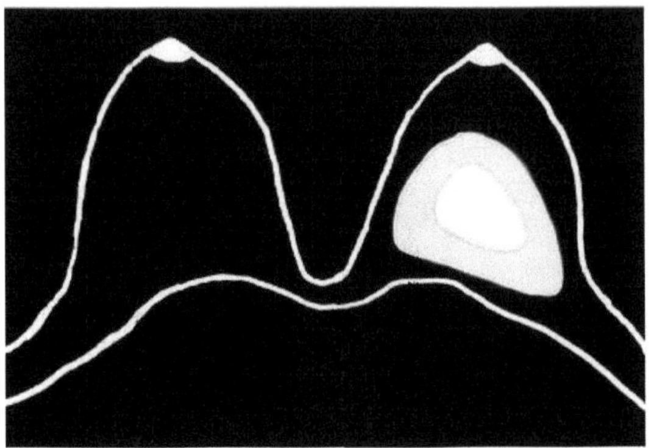

Fig. 140. Implantes mamários bicompartimentais, diagrama.

7.3. Aspeto normal dos implantes mamários na ressonância magnética

As várias sequências de RM (sequências T1 ± injeção de quelato de gadolínio, TSE T2, STIR e TSE T2 com supressão selectiva de silício) permitem avaliar o tipo de componente que preenche a prótese e o tipo de anomalias intra e extra-protésicas.

7.3.1. Sinais de RMN de diferentes próteses

A solução salina apresenta-se em franco hipossinal na sequência ponderada em T1 e na sequência STIR, e em hipersinal homogéneo na sequência TSE T2.

O gel de silicone apresenta um sinal intermédio nas sequências ponderadas em T1 e T2 e um claro hipersinal na sequência STIR (fig. 141).

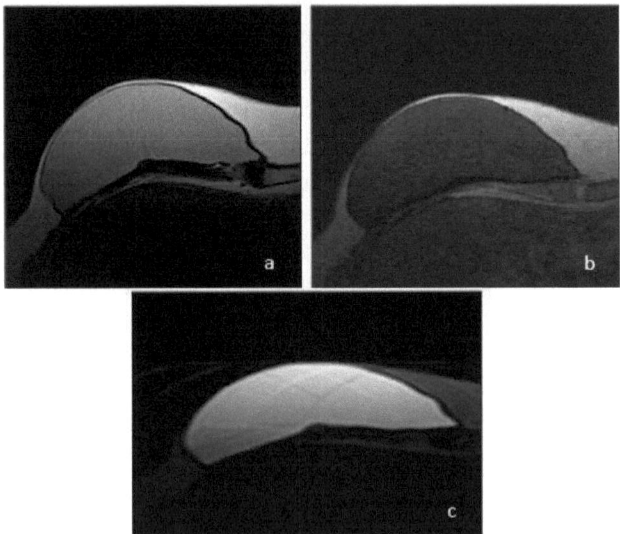

Fig. 141. Sinal de RM de uma prótese de silicone. Sequência ponderada em T2 (a), sequência ponderada em T1 (b) e sequência STIR (c). Sinal intermédio em T2 e T1, em franco hipersinal na sequência STIR.

7.3.2. Dobras radiais

A presença de pregas radiais normais na prótese depende do tipo de implante, do tamanho, posição e espessura da parede e do grau de retração capsular [102]. As pregas são habitualmente curtas e perpendiculares à parede, geralmente "simples" e em número reduzido, por vezes "complexas", mais longas e multidireccionais (fig. 142). Na sequência STIR, as pregas aparecem como linhas pretas espessas que se estendem da periferia da prótese para o silicone intraprotésico; esta é a principal causa de erro de diagnóstico de rutura intracapsular (fig. 143).

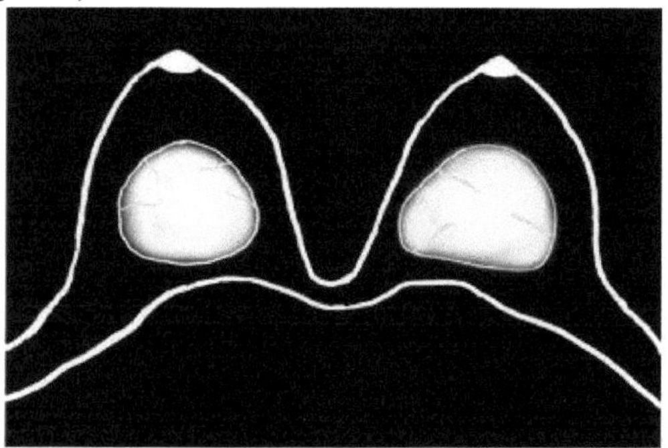

Fig. 142. Dobras radiais, diagrama.

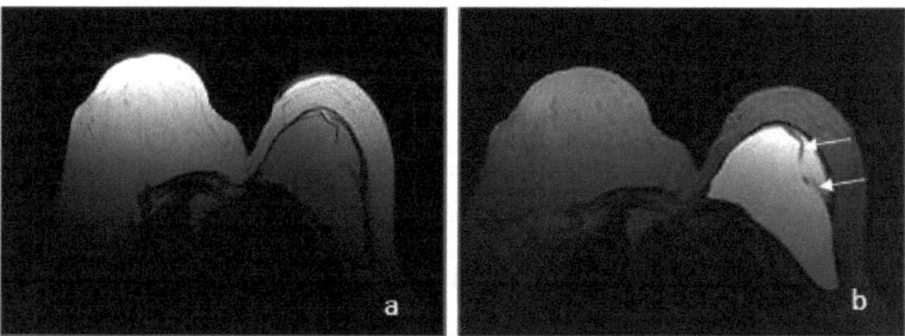

Fig. 143. Dobras radiais. Sequência ponderada em T2 (a) e sequência STIR (b). Linhas pretas espessas que se estendem desde a periferia da prótese até ao silicone intraprotésico (setas).

7.3.3. Derrame peri-protético

A presença de um derrame de reação periprotésica é frequente e fisiológica se for pequena (Fig. 144). É claramente hipossinal nas sequências ponderadas em T1 e STIR e claramente hipersinal na sequência TSE T2 (Fig. 145). O derrame periprotésico é frequentemente encontrado adjacente às pregas.

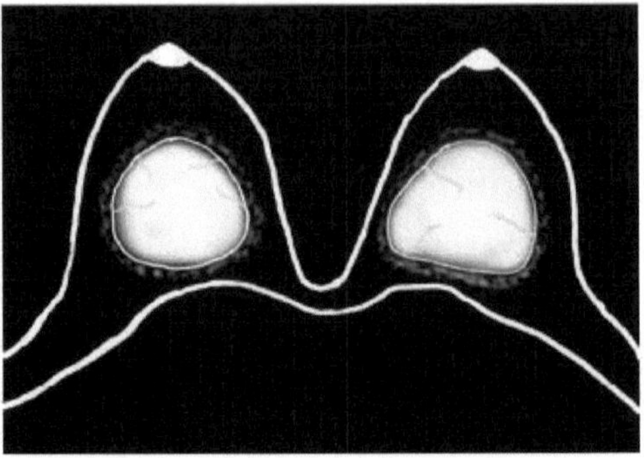

Fig. 144. Derrame peri-protético, diagrama.

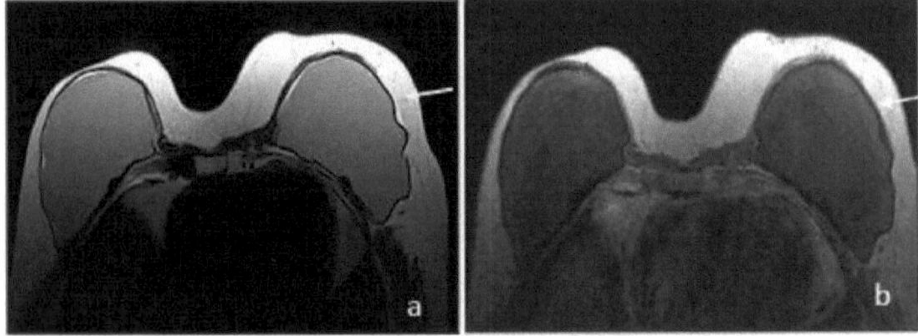

Fig. 145. Derrame periprotético. Sequência ponderada em T2 (a) e T1 (b). É claramente hipersignificativo em T2 TSE e claramente hiposignificativo em T1 (setas).

7.4. complicações dos implantes mamários

7.4.1. Intervalo

O risco de rutura aumenta com a idade da prótese, mas permanece raro, variando entre 0,01 e 0,3% [103-105]. O tempo médio até à rutura é de 7,6 anos [104]. Existem dois tipos de rutura: a rutura intra-capsular é responsável por 80-90% dos casos e a rutura extra-capsular por 10-20% [100].

7.4.1.1. Rutura intracapsular

A rutura pode ser completamente colapsada, parcial ou mínima, ou não colapsada (Fig. 146).

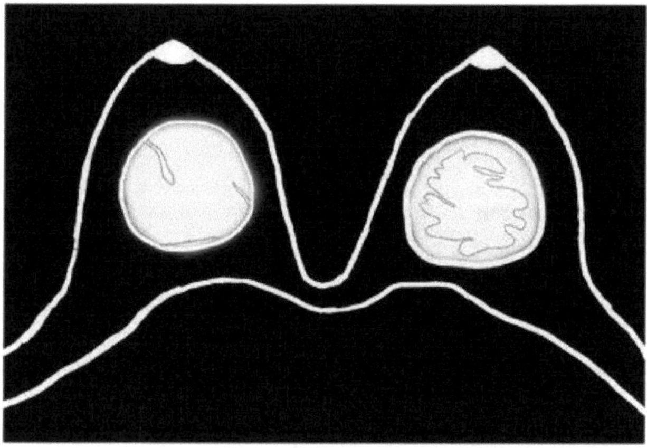

Fig. 146. Rupturas intracapsulares com diferentes graus de colapso do envelope, diagrama.

Sinal de linguine

O sinal direto de rutura intracapsular, o elastómero completamente destacado do gel de silicone sob a forma de múltiplas linhas curvilíneas multidireccionais em hipossinal T1, T2 e STIR, apresentam extremidades bem definidas, flutuando no interior do implante [106] (fig. 147). Este sinal coloca um problema de diagnóstico diferencial com pregas radiais complexas, daí o interesse da análise multiplanar.

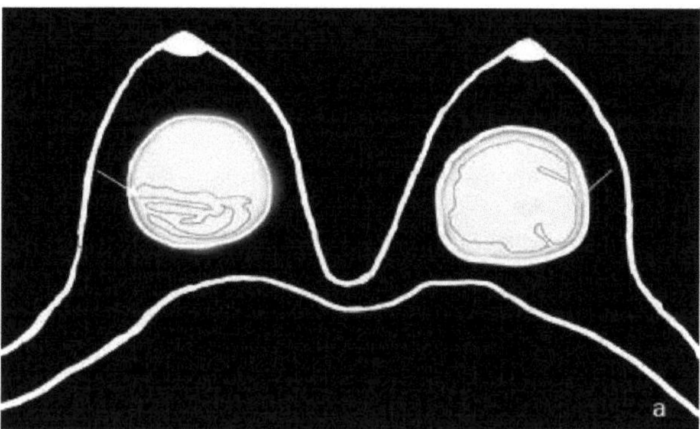

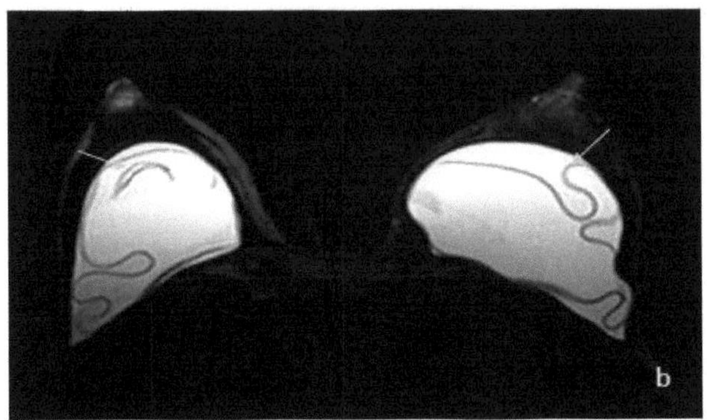

Fig. 147. Sinal do linguado. Diagrama (a), colapso completo (seta branca) e colapso parcial (seta amarela). Sequência STIR (b), linhas curvilíneas multidireccionais no hipossinal STIR (setas).

Sinal da linha subcapsular

Sinal de rutura intracapsular incipiente. Corresponde a um descolamento focal do envelope. Linhas de hipossinal em T2 paralelas ao bordo da cápsula. As extremidades do descolamento são contínuas com a superfície do implante [107] (figs. 148 e 149). Mais uma vez, isto não deve ser confundido com dobras radiais.

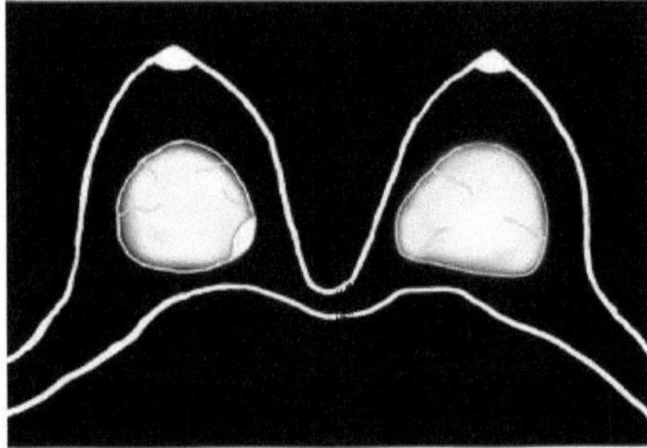

Fig. 148. Sinal da linha subcapsular, diagrama.

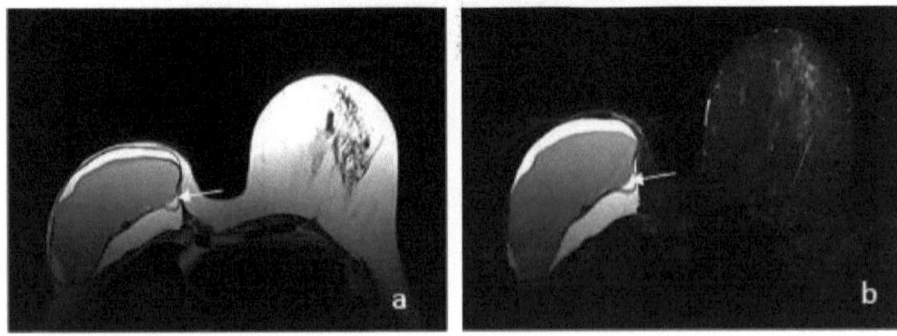

Fig. 149. Sinal da linha subcapsular. Sequência ponderada em T2 (a) e

sequência STIR (b). Linhas subcapsulares paralelas em T2 hipossinal e STIR (setas).

- Sinal de buraco de fechadura ou sinal de gota de lágrima

Separação da membrana interna do implante, criando uma prega radial que se assemelha a um buraco de fechadura [108, 109] (fig. 150).

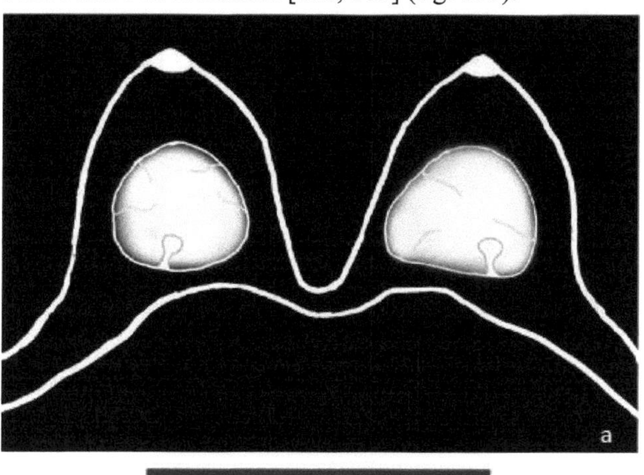

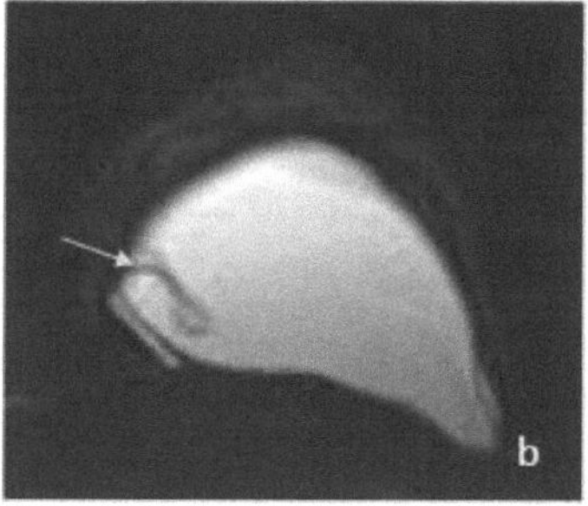

Fig. 150: Sinal de fechadura. Diagrama (a). Sequência STIR (b).

Sinal do óleo de salada ou sinal da gota

Anomalias de sinais no silicone (fig. 151). Este sinal pode ser observado quando a solução salina intra-protésica é injectada no intra-operatório para obter o volume desejado, ou após tratamento com esteróides no caso de contratura capsular [110, 111].

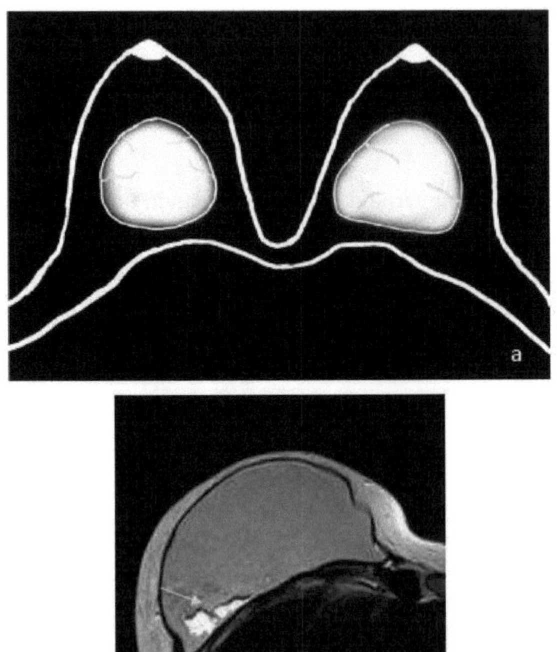

Fig. 151. Sinal de óleo para salada. Diagrama (a). Sequência em Ponderação T2 (b). hipersinais T2 intraprostéticos.

7.4.1.2. Rutura extra capsular

A rutura extra capsular é definida pela presença de silicone fora do implante (fig. 152). É facilmente detectada na sequência de hipersinal STIR, uma vez que a supressão do sinal da água nesta sequência oferece o melhor contraste entre o parênquima mamário e o silicone. O siliconoma é o nódulo de silicone livre [112, 113] (fig. 153). Geralmente é periprotético ou contínuo com a prótese, mas pode migrar para os gânglios linfáticos axilares ou para a parede torácica.

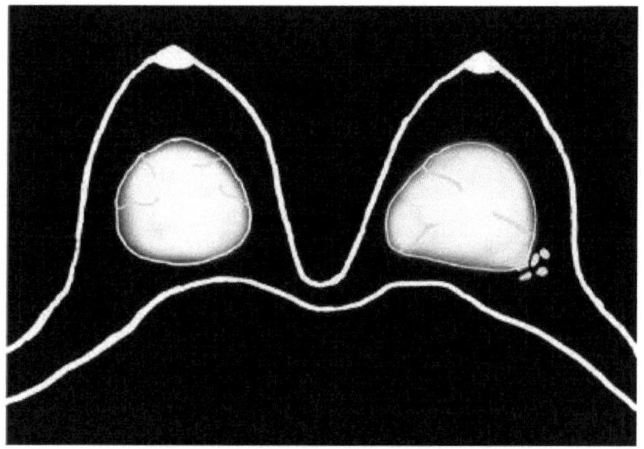

Fig. 152. Rutura extracapsular, diagrama.

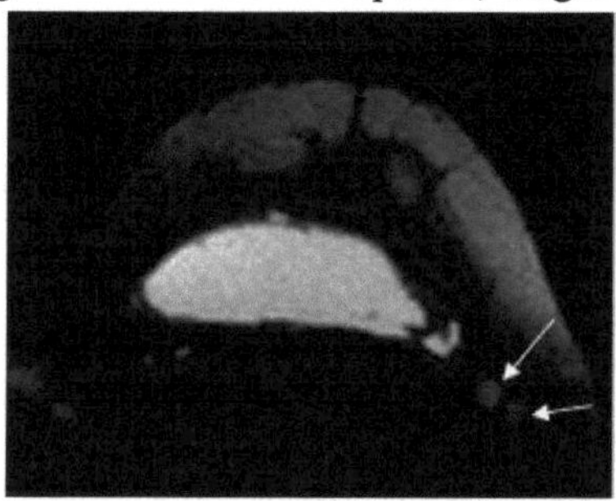

Fig. 153. Sequência STIR de siliconoma. Nódulo com hipersinal (setas).

7.4.2. Recidiva de tumor periprotético

O risco de recorrência deve-se à ressecção incompleta do tecido mamário durante a mastectomia [114, 115]. Na RM, apresenta-se como uma massa com hipossinal nas sequências T1 e T2, realçada após injeção de produto de contraste e associada a um grande derrame periprotésico (fig. 154).

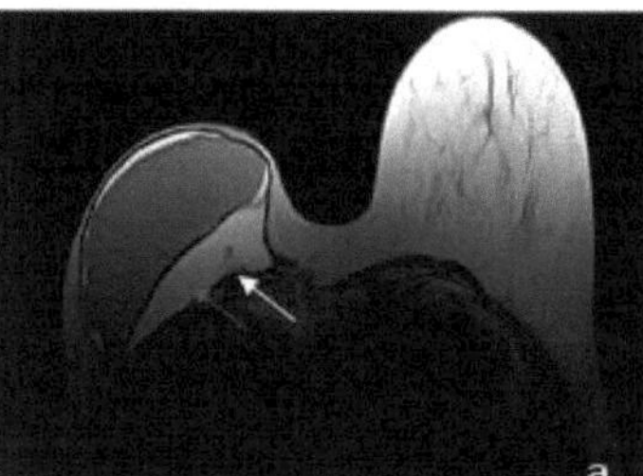

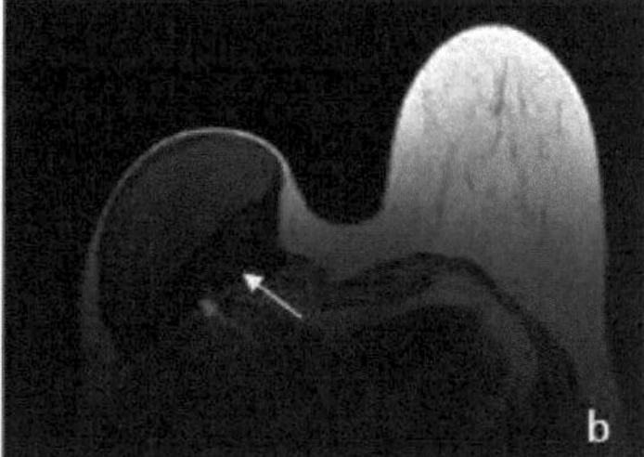

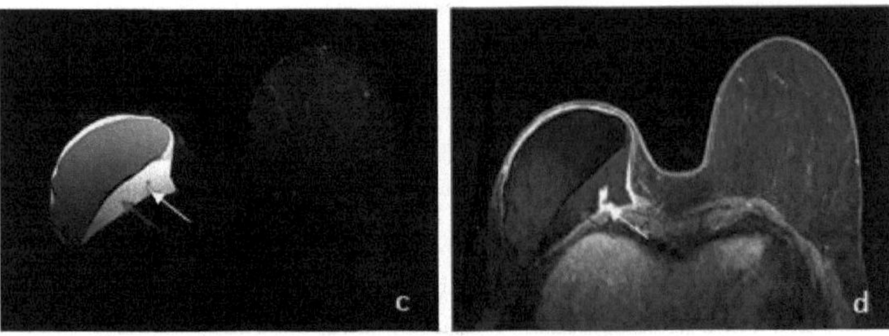

Fig. 154. Recidiva de tumor periprotético. Sequência ponderada em T2 (a), sequência ponderada em T2 (b).
Sequência ponderada em T1 (b), sequência T2 Fat Sat (c) e sequência de subtração injectada (d). Massa irregular com hipopositividade em T1 e T2 e realce heterogéneo nas sequências injectadas (setas brancas). Derrame periprotésico significativo (setas vermelhas).

Referência

1. Levy L, Michelin J, Teman G, Martin B, Dana A, Lacan A, Meyer D. Techniques d'exploration radiologique du sein (mammographie, échographie, IRM). Encycl Méd Chir 2001; 34-800-A-10.
2. Banks, E., Reeves, G., Beral, V., Bull, D., Crossley, B., Simmonds, M., . Patnick, J. Influence of personal characteristics of individual women on sensitivity and specificity of mammography in the Million Women Study: Cohort study (Influência das caraterísticas pessoais de cada mulher na sensibilidade e especificidade da mamografia no estudo Million Women: estudo de coorte). BMJ, 2004; 329, 477-482.
3. Heywang-Kobrunner S H, Schreer I, Bassler R, Perlet C, Viehweg P. Mamografia. Imagerie diagnostique du sein : Mammographie, échographie, IRM, techniques interventionnelles 2007 ; 19-97.
4. Barry DA, Cronin KA, Plevritis SK, Fryback DG,Clarke L, Zelen M, et al. Effect of screening and adjuvant therapy on mortality from breast cancer. N Emgl J Med. 2005;353 (17): 1784-92.
5. Tabar L, Yen MF, Vitak B, Chen H-HT, Smith RA, Duffy SW. Mammography service screening and martality in breast cancer patients: 20-year follow-up before and after introduction of screening. lANCET. 2003; 361 (9367) : 1405-10.
6. Hellquist BN, Duffy SW, Abdsaleh S, Bjorneld L, Bordas P, Tabar L, et al. Effectiveness of population-based service screening with mammography forwomen ages 40 to 49 years evaluation of the Swedish Mammography in Young Women (SCRY) cohort. Cancer. 2011; 117 (4) : 714-22.
7. Kerlikowske K, Grady D, Barclay J, Sickles EA, Ernster V. Effect of age, breast density, and Family history on the sensitivity of first screening mammography (Efeito da idade, densidade mamária e história familiar na sensibilidade da primeira mamografia de rastreio). JAMA. 1996; 276 (1) : 33-8.
8. Mandelson M, oestreicher N, Porter PL,White D, Finder CA, Taplin SH, et al. Breast density as a predictor of mammographic detection: comparison of interval and screen detected cancers. J National Cancer Inst. 2000; 92 (13): 1081-7.
9. Folkman J. The influence of angiogenesis research on management of patients with breast cancer (A influência da investigação sobre angiogénese no tratamento de doentes com cancro da mama). Breast Cancer Res Treat 1995;36:109-18.
10. Folkman J. O papel da angiogénese no crescimento tumoral. Semin Cancer Biol 1992;3:65-71.
11. Kuhl C. O estado atual da imagiologia por RM da mama. Parte I. Escolha da técnica, interpretação da imagem, precisão do diagnóstico e transferência para a prática clínica. Radiology. 2007 Aug;244(2):356-78.
12. Hillman BJ, Harms SE, Stevens G, Stough RG, Hollingsworth AB, Kozlowski KF, et al. Desempenho de diagnóstico de um sistema de imagiologia por RM da mama de 1,5 T dedicado. Radiology 2012;265:51-8. http://dx.doi.org/10.1148/radiol.12110600.
13. Baur A, Bahrs SD, Speck S, Wietek BM, Krämer B, Vogel U, et al. Ressonância magnética da mama de carcinoma ductal puro in situ: sensibilidade do diagnóstico e influência das caraterísticas da lesão. Eur J Radiol 2013;82:1731-7. http://dx.doi.org/10.1016/j.ejrad.2013. 05.002.
14. Hammersleya JA, Partridgeb SC, Blitzera GC, Deitcha S, Rahbarb H. Gestão de lesões mamárias de alto risco encontradas em mamografia ou ultrassom: o valor da ressonância magnética com contraste para excluir malignidade. Clinical Imaging 49; 2018; 174-180.
15. Sardanelli F, Boetes C, Borisch B, Decker T, Federico M, Gilbert FJ, et al. Magnetic resonance imaging of the breast: recommendations from the EUSOMA working group. Eur J Cancer. 2010 May;46(8):1296-316.
16. Kriege M, Brekelmans CT, Boetes C, Besnard PE, Zonderland HM, Obdeijn IM, et al. Efficacy of MRI and mammography for breast-cancer screening in women with a familial or genetic predisposition. N Engl J Med 2004;351:427-37.
17. Kuhl CK, Schrading S, Leutner CC et al. Mamografia, ecografia mamária e ressonância magnética para vigilância de mulheres com elevado risco familiar de cancro da mama. J Clin Oncol 2005;23:8469-76.

18. Warner E, Plewes DB, Hill KA, et al. Sur- veillance of BRCA1 and BRCA2 Mutation carriers with Magnetic Resonance Imaging, Ultra- sound, Mammographic and clinical examination. JAMA 2004;292:1317-25.
19. Podo F, Sardanelli F, Canese R et al. The Italian multi-centre project on evaluation of MRI and other imaging modalities in early detection of breast cancer in subjects at high genetic risk (Projeto multicêntrico italiano sobre a avaliação da RMN e de outras modalidades de imagem na deteção precoce do cancro da mama em indivíduos com elevado risco genético). J Exp Clin Cancer Res 2002;21:115-24.
20. Tilanus-Linthorst MM, Bartels CC, Ob- deijn AI et al. Early detection of breast cancer by surveillance of women at familial risk. Eur J Cancer 2000;36:514-19.
21. Kriege M, Brekelmans CT, Boetes C et al. Efficacy of MRI and mammography for breastcancer screening in women with a familial or gene- tic predisposition. N Engl J Med 2004;351:427-37.
22. Leach MO, Boggis CR e Dixon AK et al. Screening with magnetic resonance imaging and mammography of a UK population at high familial risk of breast cancer a prospective multicentre co- hort study (MARIBS). Lancet 2005;365:1769-78.
23. Lehman CD, Blume JD, Weatherall P et al. Screening women at high risk for breast cancer with mammography and magnetic resonance imaging. Cancro 2005;103:1898-1905.
24. Morris EA, Liberman L, Ballon DJ et al. Ressonância magnética do carcinoma da mama oculto numa população de alto risco. AJR Am J Roentgenol 2003;181: 619-26.
25. Kuhl CK, Kuhl W, Schild H. Gestão de mulheres com elevado risco de cancro da mama. Breast 2005; 14: 480-486.
26. Hagen AI, Kvistad KA, Maehle L, Holmen MM, Aase H, Styr B, et al. Sensibilidade da RMN versus rastreio convencional no diagnóstico do cancro da mama associado ao BRCA numa série prospetiva nacional. Breast 2007;16:367-74.
27. Sardanelli F, Podo F. Breast MR imaging in women at high-risk of breast cancer. Está algo a mudar na deteção precoce do cancro da mama? Eur Radiol 2007;17:873-87.
28. Henry-Tillman RS, Harms SE, Westbrook KC, Korourian S, Klimberg VS. Role of breast magnetic resonance imaging in determining breast as a source of unknown metastatic lymphadenopathy (Papel da ressonância magnética da mama na determinação da mama como fonte de linfadenopatia metastática desconhecida). Am J Surg 1999;178:496-500.
29. Olson JA, Morris EA, Van Zee KJ, Linehan DC, Borgen PI. A ressonância magnética facilita a conservação da mama para o cancro da mama oculto. Ann Surg Oncol 2000;7:411-5.
30. Lieberman S, Sella T, Maly B, Sosna J, Uziely B, Sklair-Levy M. Breast magnetic resonance imaging characteristics in women with occult primary breast carcinoma. Isr Med Assoc J 2008;10:448-52.
31. KoEY, Han B-K, Shin JH, Kang SS. Breast MRI for evaluating patients with metastatic axillary lymph node and initially negative mammography and sonography. Korean J Radiol 2007;8:382-9.
32. Buchanan CL, Morris EA, Dorn PL, Borgen PI, Van Zee KJ. Utility of breast magnetic resonance imaging in patients with occult primary breast cancer (Utilidade da ressonância magnética da mama em doentes com cancro da mama primário oculto). Ann Surg Oncol 2005;12:1045-53.
33. Sardanelli F, Giuseppetti GM, Panizza P, Bazzocchi M, Fausto A, Simonetti G, et al. Sensibilidade da RMN versus mamografia para a deteção de focos de cancro da mama multifocal e multicêntrico em mamas gordas e densas, utilizando o exame patológico de toda a mama como padrão de ouro. AJR Am J Roentgenol 2004;183:1149-57.
34. Sardanelli F, Bacigalupo L, Carbonaro L, Esseridou A, Giuseppetti GM, Panizza P, et al. Qual é a sensibilidade da mamografia e da imagiologia dinâmica por RM para o CDIS se a histopatologia do peito inteiro for utilizada como padrão de referência? Radiol Med 2008;113:439-51.
35. Turnbull L, Brown S, Harvey I, Olivier C, Drew P, Napp V, et al. Ensaio de eficácia comparativa da RMN no cancro da mama (COMICE): um ensaio controlado aleatório. Lancet 2010;375:563-71.
36. Peters NHGM, vanEsser S, van den BoschMa. a. J, Storm RK, Plaisier PW, van Dalen T, et al.

Preoperative MRI and surgical management in patients with nonpalpable breast cancer: the MONET - randomized controlled trial. Eur J Cancer 2011;47:879-86.
37. Straver ME, van Adrichem JC, Rutgers EJ, Rodenhuis S, Linn SC, Loo CE, et al. Terapia sistémica neoadjuvante em doentes com cancro da mama primário operável: mais benefícios do que a terapia de conservação da mama. Ned Tijdschr Geneeskd 2008;152:2519-25.
38. Londero V, Bazzocchi M, Del Frate C, Puglisi F, Di Loreto C, Francescutti G, et al. Locally advanced breast cancer: comparison of mammography, sonography and MR imaging in evaluation of residual disease in women receiving neoadjuvant chemotherapy. Eur Radiol 2004;14:1371-9.
39. Yeh E, Slanetz P, Kopans DB, Rafferty E, Georgian-Smith D, Moy L, et al. Comparação prospetiva de mamografia, ecografia e RMN em doentes submetidas a quimioterapia neoadjuvante para cancro da mama palpável. AJR Am J Roentgenol 2005;184:868-77.
40. Wasser K, Klein SK, Fink C, Junkermann H, Sinn HP, Zuna I, et al. Avaliação da resposta quimioterapêutica neoadjuvante do cancro da mama utilizando RM dinâmica com elevada resolução temporal. Eur Radiol 2003;13:80-7.
41. Bhattacharyya M, Ryan D, Carpenter R, Vinnicombe S, Gallagher CJ. Utilização da ressonância magnética para planear a cirurgia conservadora da mama após quimioterapia neoadjuvante para cancro da mama precoce. Br J Cancer 2008;98:289-93.
42. Akazawa K, Tamaki Y, Taguchi T, Tanji Y, Miyoshi Y, Kim SJ, et al. Avaliação pré-operatória da extensão do tumor residual por ressonância magnética tridimensional em doentes com cancro da mama tratadas com quimioterapia neoadjuvante. Breast J 2006;12: 130-7.
43. Pinel-Giroux FM, El Khoury MM, Trop I, Bernier C, David J, Lalonde L. Reconstrução mamária: revisão dos métodos cirúrgicos e espetro dos achados imagiológicos. Radiographics 2013;33:435-53.
44. Margolis NE, Morley C, Lotfi P, Shaylor SD, Palestrant S, Moy L, et al. Atualização da imagiologia da mama pós-cirúrgica. Radiographics 2014;34:642-60.
45. Morakkabati N, Leutner CC, Schmiedel A, Schild HH, Kuhl CK. Imagens de RM da mama durante ou logo após a radioterapia. Radiologia 2003;229:893-901.
46. Belli P, Costantini M, Romani M, Marano P, Pastore G. Magnetic resonance imaging in breast cancer recurrence. Breast Cancer Res Treat 2002;73:223-35.
47. Preda L,Villa G, Rizzo S, Bazzi L, Origgi D, Cassano E, et al. Mamografia por ressonância magnética na avaliação da recorrência no local da lumpectomia prévia após cirurgia conservadora e radioterapia. Breast Cancer Res 2006;8:R53.
48. Maxwell GP, Van Natta BW, Murphy DK, Slicton A, Bengtson BP. Implantes mamários de silicone de forma estável Natrelle estilo 410: resultados do estudo principal aos 6 anos. Aesthetic Surg J 2012;32:709-17.
49. Hammond DC, Migliori MM, Caplin DA, Garcia ME, Phillips CA. Implantes de gel de perfil de contorno Mentor: resultados clínicos aos 6 anos. Plast Reconstr Surg 2012;129:1381-91.
50. Stevens WG, Harrington J, Alizadeh K, Berger L, Broadway D, Hester TR, et al. Dados de acompanhamento de cinco anos do ensaio clínico dos EUA para os implantes redondos e moldados da marca Silimed® da Sientra, aprovados pela Food and Drug Administration, com gel de silicone de alta resistência. Plast Reconstr Surg 2012;130:973-81.
51. Di Benedetto G, Cecchini S, Grassetti L, Baldassarre S, Valeri G, Leva L, et al. Estudo comparativo da rutura de implantes mamários utilizando mamografia, ecografia e ressonância magnética: correlação com achados cirúrgicos. Breast J 2008;14:532-7.
52. 1. Speirs V, Shaaban AM, et al. The rising incidence of male breast cancer. *Breast Cancer Res Treat.* 2008 maio;115(2):429-30.
53. Nguyen C, Kettler MD, Swirsky ME, Miller VI, Scott C, Krause R, et al. Doença da mama masculina: revisão pictórica com correlação radiológica-patológica. Radiographics 2013;33:763-79.
54. El Khouli RH, Macura KJ, Kamel IR, Bluemke DA, Jacobs MA. Os efeitos da aplicação da

compressão da mama em imagens de RM com contraste dinâmico aprimorado por material. Radiologia 2014;272:79-90.
55. Wilkinson J, Appleton CM, Margenthaler JA. Utilidade da ressonância magnética da mama para avaliação da doença residual após biópsia excisional. J Surg Res 2011;170:233-9.
56. Lee JM, Orel SG, Czerniecki BJ, Solin LJ, Schnall MD. MRI antes da cirurgia de reexcisão em pacientes com cancro da mama. AJR Am J Roentgenol 2004;182:473-80.
57. Orel SG, Reynolds C, Schnall MD, Solin LJ, Fraker DL, Sullivan DC. Carcinoma da mama: imagiologia por RM antes da biopsia re-excisional. Radiology 1997;205:429-36.
58. Mann RM, Kuhl CK, Kinkel K, Boetes C. Breast MRI: guidelines from the European Society of Breast Imaging. Eur Radiol 2008;18:1307-18.
59. Szumowski J, Coshow W, Li F, Coombs B, Quinn SF. Método Double-echo three-point-Dixon para supressão de gordura em ressonância magnética. Magn Reson Med 1995;34(1):120-4.
60. Sharma U, Danishad KK, Seenu V, Jagannathan NR. Estudo longitudinal da avaliação por RMN e imagens ponderadas por difusão da resposta tumoral em doentes com cancro da mama localmente avançado submetidas a quimioterapia neoadjuvante. NMR Biomed 2009;22:104-13.
61. Iacconi C, Giannelli M, Marini C, Cilotti A, Moretti M, Viacava P, et al. O papel da difusividade média (MD) como índice preditivo da resposta à quimioterapia no cancro da mama localmente avançado: um estudo preliminar. Eur Radiol 2010;20:303-8.
62. Negendank W. Estudos de tumores humanos por MRS: uma revisão. NMR Biomed 1992;5(5):303-24.
63. Bartella L, Morris EA, Dershaw DD, Liberman L, Thakur SB, Moskowitz C, et al. A espetroscopia de protões MR com pico de colina como marcador de malignidade melhora o valor preditivo positivo para o diagnóstico do cancro da mama: estudo preliminar. Radiology 2006;239(3):686-92.
64. Baek HM, Chen JH, Nalcioglu O, Su MY. Espectroscopia de RM de protões para monitorizar a resposta precoce do tratamento do cancro da mama à quimioterapia neo-adjuvante. Ann Oncol 2008;19(5): 1022-4.
65. D'Orsi C.J., Sickles E.A., Mendelson E.B. e Morris E.A. ACR BI-RADS Atlas: Breast Imaging Re-porting and Data System. Colégio Americano de Radiologia Reston, VA, EUA; 2013.
66. Garbay JR. Anatomia da mama e da região axilar. Cirurgia do Cancro da Mama: Diagnóstico, Curativo e Reconstrutivo 1997; 3-17.
67. Gallardo X, Sentis M, Castaner E, et al. Realce dos gânglios linfáticos intramamários com hiperplasia linfoide: uma potencial armadilha na RM da mama. Eur Radiol. 1998;8: 1662-5.
68. Agrawal G, Su MY, Nalcioglu O, Feig SA, Chen JH. Significância dos descritores de lesões mamárias no léxico ACR BI-RADS MRI. Cancer 2009 ;115(7):1363-1380.
69. Kuhl CK. Concepts for differential diagnosis in breast MR imaging. Magn Reson Imaging Clin N Am. 2006;14:305-328.
70. Schnall MD, Blume J, Bluemke DA et al. Caraterísticas diagnósticas arquitecturais e dinâmicas na imagiologia por RM da mama: estudo multicêntrico. Radiology 2006 ;238(1):42-53.
71. Nunes LW, Schnall MD, Siegelman ES et al. Caraterísticas de desempenho de diagnóstico de caraterísticas arquitectónicas reveladas por imagens de RM de alta resolução espacial da mama. Am J Roentgenol 1997 ;169(2):409-415.
72. Liberman L, Morris EA, Dershaw DD, Abramson AF, Tan LK. Realce ductal em imagens de RM da mama. Am J Roentgenol 2003 ;181(2):519-525.
73. Tozaki M, Fukuda K. Ressonância magnética de alta resolução espacial de lesões mamárias não maciças: modelo de interpretação baseado em descritores BI-RADS MRI. AJR Am J Roentgenol 2006 ;187(2):330-337.
74. *Stavros T. Breast ultrasound Lippincott and Williams, and Wilkins 2004.*

75. Kuhl CK, Mielcareck P, Klaschik S, Leutner C, Wardelmann E, Gieseke J, Schild HH. Dynamic breast MR imaging: are signal intensity time course data useful for differential diagnosis of enhancing lesions? Radiology. 1999 Apr;211(1):101-10.
76. Dietzel M, Baltzer PA, Vag T, Gajda M, Camara O, Kaiser WA. O sinal do gancho para o diagnóstico diferencial de lesões malignas e benignas na mamografia por ressonância magnética: experiência num estudo de 1084 casos histologicamente verificados. Ata Radiol. 2010.
77. Sequeiros RB, Reinikainen H, Sequeiros AM, et al. Biópsia mamária guiada por RM e marcação de fio de gancho utilizando um scanner de baixo campo (0,23 T) com seguimento ótico do instrumento. Eur Radiol 2007; 17:813-819.
78. Renz DM, Baltzer PA, Böttcher J, Thaher F, Gajda M, Camara O, Runnebaum IB, Kaiser WA. Carcinoma inflamatório da mama em imagens de ressonância magnética: uma comparação com o cancro da mama localmente avançado. Acad Radiol. 2008 Feb;15(2):209-21.
79. Preda L, Villa G, Rizzo S, et al. Mamografia por ressonância magnética na avaliação da recorrência no local da lumpectomia prévia após cirurgia conservadora e radioterapia. Breast Cancer Res 2006; 8:R53.
80. Rieber A, Tomczak RJ, Mergo PJ, Wenzel V, Zeitler H, Brambs HJ. Ressonância magnética da mama no diagnóstico diferencial de mastite versus carcinoma inflamatório e acompanhamento. J Comput Assist Tomogr 1997; 21:128-132.
81. Forrai G, Polgar C, Zana K, et al. O papel da sequência STIR MRI na avaliação da mama após cirurgia conservadora e radioterapia. Neoplasma 2001; 48:7-11.
82. Preda L, Villa G, Rizzo S, et al. Mamografia por ressonância magnética na avaliação da recorrência no local da lumpectomia prévia após cirurgia conservadora e radioterapia. Breast Cancer Res 2006; 8:R53.
83. Shirakawa K, Kobayashi H, Heike Y, et al. Hemodinâmica no mimetismo vasculogénico e angiogénese de xenoenxertos inflamatórios de cancro da mama. Cancer Res 2002; 62:560-566.
84. Shirakawa K, Kobayashi H, Sobajima J, Hashimoto D, Shimizu A, Wakasugi H. Cancro da mama inflamatório: mimetismo vasculogénico e respectiva hemodinâmica de um modelo de xenoenxerto de cancro da mama inflamatório. Breast Cancer Res 2003; 5:136-139.
85. Lee KW, Chung SY, Yang I, et al. Inflammatory breast cancer: imaging findings. Clin Imaging 2005; 29:22-25.
86. Belli P, Costantini M, Romani M, Pastore G. Papel da ressonância magnética no carcinoma inflamatório da mama. Rays 2002; 27:299-305.
87. Chow CK. Imagiologia no carcinoma inflamatório da mama. Breast Dis 2005; 22:45-54.
88. Cervinka V, St'astny K, Havlicek K, Nechvatal L. [Uma metástase axilar como primeiro sinal do carcinoma da mama - uma revisão de casos]. Rozhl Chir 2006; 85:71-73.
89. Graham SJ, Bronskill MJ. Medição por RM do conteúdo relativo de água e do relaxamento T2 multicomponente na mama humana. Magn Reson Med 1996; 35:706-715.
90. Graham SJ, Stanchev PL, Bronskill MJ. Critérios para análise de dados de relaxamento T2 de tecidos multicomponentes. Magn Reson Med 1996; 35:370-378.
91. Kvistad KA, Lundgren S, Fjosne HE, Smenes E, Smethurst HB, Haraldseth O. Differentiating benign and malignant breast lesions with T2*-weighted first pass perfusion imaging. Ata Radiol 1999; 40:45-51.
92. Yuen S, Uematsu T, Kasami M, et al. Carcinomas da mama com forte intensidade de alto sinal em imagens de RM ponderadas em T2: caraterísticas patológicas e diagnóstico diferencial. J Magn Reson Imaging 2007; 25:502-510.
93. Diekmann F, Rudolph B, Winzer KJ, Bick U. Lipossarcoma da mama surgindo dentro de um tumor filodes. J Comput Assist Tomogr 1999; 23:764-766.
94. Mazaki T, Tanak T, Suenaga Y, Tomioka K, Takayama T. Lipossarcoma da mama: relato de um caso e revisão da literatura. Int Surg 2002; 87:164-170
95. J Chopier, C Lafont, C Salem, N Perrot, C Marsault, IThomassin Naggara. Dicas e truques na

ressonância magnética da mama. Revista Francesa de Radiologia 2009.
96. Ikeda DM. Relatório de progresso do Comité do Léxico de Imagens de RM da Mama do Colégio Americano de Radiologia. Magn Reson Imaging Clin N Am. 2001 May;9(2):295-302.
97. Schnall MD, Blume J, Bluemke DA, DeAngelis GA, DeBruhl N, Harms S, Heywang-Köbrunner SH, Hylton N, Kuhl CK, Pisano ED, Causer P, Schnitt SJ, Thickman D, Stelling CB, Weatherall PT, Lehman C, Gatsonis CA. Caraterísticas diagnósticas arquitecturais e dinâmicas na imagiologia por RM da mama: estudo multicêntrico. Radiology. 2006 Jan;238(1):42-53.
98. Delille JP, Slanetz PJ, Yeh ED, Kopans DB, Halpern EF, Garrido L. Hormone replacement therapy in postmenopausal women: breast tissue perfusion determined with MR imaging-initial observations. Radiology. 2005 Apr;235(1):36-41.
99. Thomassin-Naggara I, Trop I, Chopier J, David J, Lalonde L, Darai E, Rouzier R, Uzan S. Realce não semelhante a massa na imagem de RM da mama: o valor acrescentado da mamografia e da US para a categorização da lesão. Radiology. 2011 Oct; 261(1):69-79.
100. Rietjens M, Villa G, Toesca A, Rizzo S, Raimondi S, Rossetto F, Sangalli C, De Lorenzi F, Manconi A, Matthes AGZ, Chahuan B, Brenelli F, Bellomi M, Petit JY. Utilização adequada da ressonância magnética e da ecografia para detetar precocemente a rutura de implantes mamários de gel de silicone na reconstrução pós-mastectomia. Plast Reconstr Surg. 2014 Jul;134(1):13e-20e.
101. Wong, T., Lo, L.W., Fung, P.Y.E. et al. Ressonância magnética de aumento mamário: uma revisão pictórica. Insights Imaging 7, 399-410 (2016).
102. Lévy L. IRM et implants mammaires, Imagerie de la femme, dezembro de 2008, Páginas 236243.
103. Stöblen F, Rezai M, Kümmel S. Imagiologia em doentes com implantes mamários - resultados da Primeira Conferência Internacional sobre Mama (Implantes) 2009. Insights Imaging. 2010 maio;1(2):93-97.
104. Juanpere S, Perez E, Huc O, Motos N, Pont J, Pedraza S. Imagiologia de implantes mamários - uma revisão pictórica. Insights Imaging. 2011 Dez;2(6):653-670.
105. Middleton MS. Avaliação por RM de implantes mamários. Radiol Clin North Am. 2014 maio;52(3):591-608.
106. Safvi A. Sinal do linguado. Radiologia 2000; 216:838-839.
107. Yang N, Muradali D. The augmented breast: a pictorial review of the abnormal and unusual (O peito aumentado: uma revisão pictórica do anormal e invulgar). AJR Am J Roentgenol. 2011 Apr;196(4):W451-60.
108. Seiler SJ, Sharma PB, Hayes JC, Ganti R, Mootz AR, Eads ED, Teotia SS, Evans WP. Avaliação baseada em imagens multimodais de implantes mamários de silicone de lúmen único para rutura. Radiographics. 2017 Mar-Abr;37(2):366-382.
109. Soo MS, Kornguth PJ, Walsh R, Elenberger C, Georgiade GS, DeLong D, Spritzer CE. Rutura de implante intracapsular: achados de RM de colapso incompleto da concha. J Magn Reson Imaging. 1997 Jul-Ago;7(4):724-30.
110. Juanpere S, Perez E, Huc O, Motos N, Pont J, Pedraza S. Imagiologia de implantes mamários - uma revisão pictórica. Insights Imaging. 2011 Dez;2(6):653-670.
111. Peng HL, Wu CC, Choi WM, Hui MS, Lu TN, Chen LK. Deteção de cancro da mama através de ressonância magnética em seios injectados com silicone líquido. Plast Reconstr Surg 1999; 104:2116-2120.
112. Wang J, Shih TT, Chang KJ, Li YW. Migração de silicone de seios injectados com silicone: imagens de ressonância magnética. Ann Plast Surg 2002; 48:617-621.
113. Scaranelo AM, Marques AF, Smialowski EB, Lederman HM. Avaliação da rutura de implantes mamários de silicone por mamografia, ultrassonografia e ressonância magnética em pacientes assintomáticas: correlação com achados cirúrgicos. São Paulo Med J 2004; 122:41-47.
114. Van den Bosch MA, Guit GL, van Waes PF. [Recidiva local oculta após tratamento de conservação da mama]. Ned Tijdschr Geneeskd 2002; 146:1959-1960;
115. Costa SD, Souchon R, Scharl A. [Recidiva do tumor mamário ipsilateral após cirurgia conservadora do cancro da mama - diagnóstico e terapêutica]. Zentralbl Gynakol 2004; 126:244-251

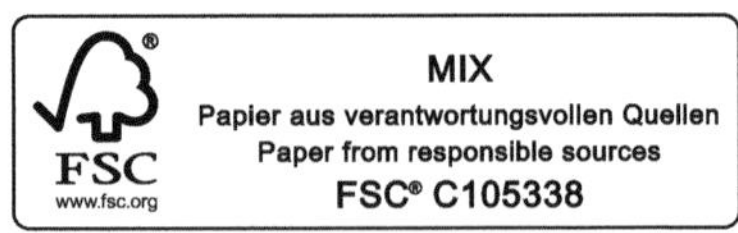

Printed by Books on Demand GmbH, Norderstedt / Germany